U0544836

不生病的心臟

活到 100 歲的強心計劃，擁有健康人生下半場

Kazutaka Oshima
大島一太
著

If you want to stay healthy until 100, you should train for a stronger heart.

前言

心臟是什麼樣的器官，有什麼樣的功能？

這個問題大多數的人可能都從未仔細想過，因為答案明確到根本不需要特別去思考。

「心臟是不停地將血液輸送至全身的幫浦。」

「心臟要是停止跳動就會死。」

沒錯！心臟是我們身體中不可或缺的「生命之源」，是一生默默運作的「生命之泉」。

「人生百年時代」經常被提及，但是在這個時代中，又有多少人能夠幸福迎來百歲呢？

隨著年紀增長，若想要過上充實的生活，有兩件事最重要——「行動能力」用自己雙腿前進，以及「進食能力」用自己嘴巴咀嚼食物的力量。

當有其中一項無法做到時，那就需要住院了。一旦打上點滴，臥病在床，想要回到原來的生活就會變得十分困難。

行動能力不足，又稱為「運動障礙症候群」（locomotive syndrome）；進食能力不足，稱為「口腔衰弱」（oral frailty）。相關的內容及預防方法，將在接下來的段落中詳細解釋。

然而，為了避免這種情況出現，勢必要「增強心臟功能」。因為健康的心臟能有效地將氧氣和養分輸送到全身，提高體力和耐力。

身體的健康是生活品質（QOL＝Quality of Life）的基礎，能引領我們走向幸福的人生。

目錄

contents

前言……2
50歲以上的人，大多患有心臟衰竭……12
心臟的現況需自我檢測……14
即將來臨的「心臟衰竭大流行」……17
侵蝕心臟的五大風險……20
「降低血壓」能讓健康改善到什麼程度？……22

Chapter 1

「危險的心臟」會引發的事

維繫人體生命的3條血管……30
能預測壽命的關鍵荷爾蒙？……35
關於心臟病，不可不知！……37
心臟病之一——心肌梗塞①……39

心臟病其二——心肌梗塞② 42
心臟病之三——狹心症 45
心臟病之四——心律不整 48
心臟病之五——瓣膜性心臟病 49
心臟病之六——心肌症 51

Chapter 2

暗中削弱心臟功能的「無聲殺手」

不可忽視的「心臟上流意識」 54
埋伏在上游的「無聲殺手」 56
揭秘膽固醇的好壞 58
LDL以外不為人知的壞膽固醇 59
壞膽固醇、高血壓、糖尿病帶來的共病風險 62
利用健康檢查來預測發病風險 63
量身打造專屬自己的治療方法 66

好膽固醇過高的警訊 …… 76
「降低膽固醇會致癌」的真相 …… 77
預防勝於治療！45歲以下的膽固醇管理策 …… 79
「皮下脂肪」、「內臟脂肪」、「代謝症候群」的關係 …… 81
揭開「第三種脂肪」的真面目，真正的無聲殺手！ …… 84
3天油膩飲食的健康衝擊 …… 86
沉默的血管殺手——糖尿病 …… 89
及早發現尿液中的「微量白蛋白」 …… 91
血糖值的正確解讀方法 …… 93
明知有害卻難以戒除——香菸的致命誘惑 …… 98

Chapter 3

強化心臟的「日夜生活」

晨間生活的四大建議 …… 102
沐浴在晨曦中，喚醒身體節奏

▨喝溫開水，調理身體
▨在家測量血壓
▨早餐一定要吃
白天生活的六大建議……105
▨避免久坐
▨日常養生，緩慢伸展
▨短暫午睡，強化心臟
▨喝咖啡時，多點巧思
▨管理壓力，適度放鬆
▨現在戒菸，永不嫌晚
夜間生活的五大建議……113
▨深夜用餐要注意！點心下午3點吃
▨適量飲酒，維持血壓健康
▨冬天泡澡的禁忌：別讓熱水澡成為危機

固定就寢時間，養成熟睡習慣
睡前少喝水，一夜好眠

Chapter 4
強化心臟的「伸展操」

肌肉僵硬與血管老化的關係 …… 122
百年人生新挑戰：破解行動障礙 …… 124
有沒有運動，心臟健康大不同 …… 127
有氧運動剛剛好，運動效果才會好！ …… 130
輕鬆動❶ 長壽肌力訓練 …… 134
輕鬆動❷ 抖腳甩腿，強身健體 …… 136
運動強度的判斷——「代謝當量」完整解析 …… 142
與壽命成正比的步行距離 …… 145

Chapter 5
強化心臟的「飲食方法」

快樂百歲的飲食智慧 150
吃出健康的心臟 153
平衡鹽分的營養素 156
哪種食物有問題？飽和脂肪酸和不飽和脂肪酸 158
雞蛋爭論塵埃落定！究竟能吃幾顆蛋？ 160
調整脂肪酸，強健心臟 163
Omega-3和Omega-6的理想比例 167
延長生命的秘密武器——EPA 169
心肌梗塞絕緣體——揭開因紐特人的飲食秘密 171
天天一罐鯖魚要注意！吃錯反而傷身 175
瑪琪琳隱藏的危機——反式脂肪酸真相大公開 180
「奶油VS瑪琪琳」之真相大公開 182
留意「不甜」的陷阱 185
糖尿病元兇——無糖的人工甜味劑 187

護心飲食這樣吃……188
天天健康5蔬果……190
減鹽小妙招……192
透過飲食，調整身體……194
外食怎麼吃才健康？……200
不同人生階段的飲食規劃①從懷孕、胎兒到成年……201
不同人生階段的飲食規劃②50歲以上……204

Chapter 6
「灰色地帶的心臟」該做的事

立即行動，強健心臟——不容錯過的黃金期……210
早上的居家血壓最重要……217
居家血壓測量指南……219
無症狀也會致命……222
醫院及健康檢查的盲點——揭開隱性高血壓的面紗……223

日夜血壓波動大，健康風險勿疏忽……225
心臟病高風險的季節——高爾夫球員與跑步者當心……227
降血壓藥百百種，哪一種最適合？……230
膽固醇警報——拖延治療恐釀大患……232
忽視壞膽固醇，後果不堪設想……235
年齡不是阻礙！降低壞膽固醇，重拾健康活力……241
家族性高膽固醇，真的會遺傳嗎？……244
導致心血管疾病的無聲殺手——家族性高膽固醇血症……247
心情好，心臟就好？心臟功能的強弱與人的性格有關連……251
心肌梗塞的重要風險因子——壓力……254
夜夜驚醒的窒息恐懼——睡眠呼吸中止……257
睡眠呼吸中止症可以治療嗎？……263
參考文獻

50歲以上的人，大多患有心臟衰竭

大家對於「心臟衰竭」有什麼印象？

許多人一聽到某位名人「因為心臟衰竭去世」的消息，可能會聯想到他們臨終時刻的狀態，比如呼吸困難或胸部積水等等。

「心臟衰竭」其實是病態的總稱，意指「心臟承受負擔的所有狀態」，包括高血壓、心律不整、貧血、哮喘，或者是因過度吸菸而引起的慢性阻塞性肺疾病（COPD，如肺氣腫）等，這些都是廣義的「心臟衰竭」。

不管是被醫師診斷為「血壓偏高」的人，還是依舊精神抖擻在吸菸的人，都應該要開始意識到「自己可能會有罹患心臟衰竭風險」。

現在日本全國的高血壓患者多達4300萬人，台灣則是每4人就有

1人罹患高血壓，全台灣約有460萬人罹患高血壓（依據國民健康署民國102～104年國民營養健康狀況變遷調查），而且多半為年紀超過40歲的人。

即使現階段身體還健康，也要對心臟衰竭的潛在風險有所警惕。經常會聽到有人說：「爬坡或爬樓梯會喘不過氣來，看來真的是老了。」這不僅僅跟年齡有關係，血壓偏高也會對心臟造成負擔，甚至會慢慢引發心臟衰竭。

作為一位研究心臟疾病的專家，我認為許多50歲以上的人都有罹患「心臟衰竭」的風險。不過在這當中，需要立即治療的人僅佔極少數，大多數人應該都覺得「自己的心臟運作正常」。

然而，「毫不自覺」可說是心臟最大的敵人。

事實上，也有許多高齡者的心臟依舊非常強健。到底健康的人與不健康的人心臟有什麼不同呢？

接下來，本書將為大家詳細解說。

心臟的現況需自我檢測

心臟衰竭是隨著時間慢慢演變的疾病，最近也開始和癌症一樣，按照病況的進展可分為A、B、C、D四個階段。

【階段A】是指雖然有心臟衰竭的發病風險，但心臟尚未出現器質性損傷，也就是所謂的「高血壓」。

【階段B】當對於「階段A」置之不理時，心臟的形狀會轉變為「器質性損傷」。由於還沒有明顯的症狀，所以本人不會察覺。

許多人都知道高血壓對身體不好，然而若是放任不管的話，心臟會發生什麼樣的變化呢？

事實上，心臟是由肌肉構成的袋狀器官，只要高血壓未加以控制，這些肌肉（心肌）就會慢慢變厚，稱為「心臟肥大」。即使完全沒有症狀，死亡率也會明顯高於「階段A」的人■01。

【階段C】是指曾經出現與器質性心臟病相關症狀的人。

【階段D】當「階段C」的病情進展為重度心臟衰竭時，就是進入迎接生命的終點。

提升心臟功能的關鍵，在於客觀評估自己目前所處的階段。而特別需要注意的，就是要認真留意「沒有任何症狀的階段A和階段B」。一旦進展到「階段C」，心臟就會發生如心肌梗塞等嚴重且無法逆轉的損傷。

在這種情況之下，就不只是心臟功能的問題了。當然，只要接受適當的治療，仍可過著幸福的生活，但要讓心臟完全恢復健康恐怕不易。病況若再進一步惡化，有可能會臥床不起。

當身體狀況處於「階段A」或「階段B」時，必須提高自我警覺，勢必要採取適當的因應措施，來提升心臟的機能，並開始善加預防。

這種心態，就是所謂的「上游意識」。

「事出必有其因」——最符合這句話的器官，就是心臟。

出現在下游，也就是「重度心臟衰竭」的問題，通常都是在上游形成的。正因如此，當症狀還在上游時，就必須將問題的苗頭摘除。

具體來說，高血壓、血脂異常、糖尿病、動脈硬化、心律不整、睡眠呼吸中止症候群等，都是對身體有害的「生活習慣」病。倘若這些情況出現在上游，就得開始意識到這是「心臟衰竭的第一階段」。

此外，每天還要思考，如何控制這些因素以減緩其進展。若是放任症狀到了下游才開始行動，那就為時已晚了。

即將來臨的「心臟衰竭大流行」

事實上，現代人的心臟變得相當虛弱。

依照日本厚生勞働省的數據（2022年）指出，日本人十大死因中，第1名是惡性腫瘤（癌症），第2名是心臟病，第3名是腦血管疾病（如中風等）。台灣則依據衛福部死因統計結果分析（2023年），台灣人的十大死因，第1名為惡性腫瘤，第2名為心臟疾病，第3名為肺炎。

這個順位（扣除老衰）全世界幾乎一模一樣，而日本與台灣整體的趨勢，自1990年代中期以來，幾乎沒有改變。

癌症致死人數眾多這一點，大家應該是心知肚明，日本癌症患者人數約100萬人。相對而言，心臟衰竭的患者約有120萬人，估計到了2030年會達到130萬人。而根據世界衛生組織統計，全球每年約有1650萬人死於心血管疾病。台灣衛生署也公布，國內大約有140萬名心臟病患。從這些數字不難看出，患有心臟衰竭的人相當的多。

「心臟衰竭」是一種病理狀態，並不是疾病名稱，所以不會出現在死亡證明書上。換句話說，因為「心臟衰竭」而去世的人數，遠遠超過各國政府所發表的數字。

因此，世界各國專攻心臟的醫師們，將這種爆炸性的人數增加，稱為「心臟衰竭大流行」。

在現代高齡化社會之下，該如何管理這些心臟衰竭的患者，往往是最令人頭疼的問題。

心臟衰竭是「人生百年壽命」最大的難關。唯有避免心臟衰弱並提高身體機能，才是通往健康的捷徑。

「心臟衰竭」是各種疾病的終端型態——這應該是大家的印象，只不過現在時代已經不同了。

即使處於完全沒有症狀的「階段A」及「階段B」，我們也要將其視為「心臟衰竭的第一步」，並且採取行動，以防止病情進一步惡化。

癌症究竟為何會發生，目前原因尚未完全明朗。另一方面，心臟病，尤其是因血管阻塞而引發的心血管疾病，其實是能有效預防的。

希望大家能一邊翻閱本書，一邊牢記每一個需要改善的細節，這樣就能預防心血管疾病的發生，避免心臟衰竭。

侵蝕心臟的五大風險

想要提升心臟機能，就要特別注意以下五大風險：

高血壓

血壓太高對於心臟、血管及全身器官會造成極大的負擔。如果開始出現動脈硬化，更會對全身器官構成重大風險。

▨ **血脂異常（膽固醇、三酸甘油酯／中性脂肪）**

壞膽固醇和三酸甘油酯，若是增加會促成動脈硬化，進而成為引發狹心症（心絞痛）或心肌梗塞等缺血性心臟病的主因。

▨ **糖尿病**

糖尿過高會加速動脈硬化，提高心臟病的風險，特別是心肌梗塞。此外，也要注意不會感到疼痛的「無症狀性心肌梗塞」。

▨ **吸菸**

吸菸會傷害血管，形成血栓，加速動脈硬化並引發心肌梗塞。即使改抽低焦油、低尼古丁的菸，也無助於降低心肌梗塞的風險。比起香菸與癌症的關係，反而更加危險。

▨ **家族病史**

親子之間不僅容貌相似，心臟健康也會受到家族病史影響。父母若罹患心臟病，那麼子女也有可能承受相同風險，因為體質是會遺傳的。儘管檢查沒有問題，也要仔細留意自己的身體變化。

「降低血壓」能讓健康改善到什麼程度？

日本高血壓學會的《高血壓治療指南2019》中提到，若在診所測量到「收縮壓（最高血壓）達140mmHg或以上，舒張壓（最低血壓）達90mmHg或以上（診所血壓）」的話，即符合高血壓的診斷標準。

日本與台灣的高血壓患者比例差不多，而且40歲以上的人口中，超過50%的人都患有高血壓。

不僅是中高年，現代年輕人的血壓也持續在攀升。由於大多數的年輕人並不主動去測量血壓，所以無法注意到所謂的「隱性高血壓」。

從全球角度來看，高血壓患者正急速在增加。世界衛生組織（WHO）的調查顯示，25歲以上的人當中每3人就有1人患有高血壓，且全球已超過10億人。「高血壓患者」在不久的將來，會增加到什麼程度，恐怕無法想像。

高血壓可以說是，當下威脅健康的最大敵人。如果不及時處理，會帶來許多嚴重的疾病。例如：狹心症（心絞痛）或心肌梗塞等缺血性心臟病，以及心臟肥大引起的心臟衰竭。

若是嚴重到腦血管破裂或阻塞，將引發腦出血或腦梗塞，也就是「腦中風」。若是傷到腎臟，就要進行血液透析，也就是「洗腎」。

即使沒有特別明顯的症狀，所有器官發生障礙的風險也會增加。

那麼，高血壓到底有多危險呢？

當收縮壓上升時，罹患心絞痛或心肌梗塞的風險就會增加15%，需要透析（洗腎）的腎衰竭則會增加30%，而且死亡率還會隨著血壓指數上升而提高■02、03。

此外，一天一包菸的癮君子，得到缺血性心臟病的風險會增加43%，一旦罹患糖尿病，風險就會增加250%。

各種危險因素，對腦心血管疾病死亡數的影響（男女合計）

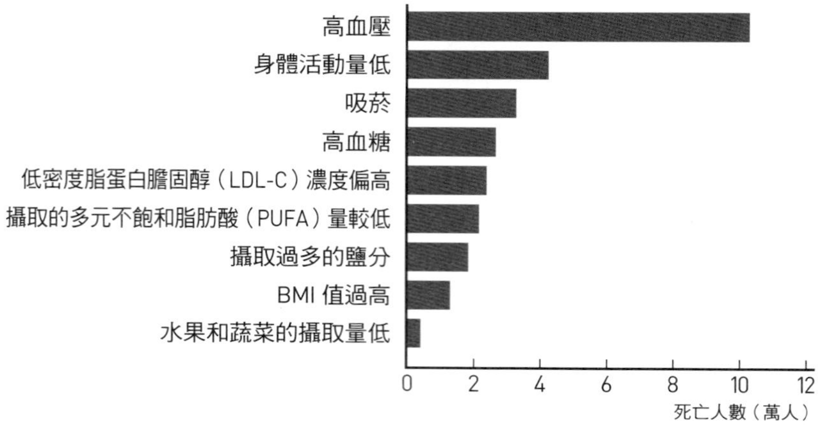

※ 來源：日本高血壓學會高血壓治療指南製作委員會編：
《高血壓治療指南 2019》生命科學社，P-6，表 1-3 改編

不僅如此，膽固醇的數值每上升10點，心臟健康受到威脅的風險就會增加13％……等等。

高血壓以外的風險因素越多，心臟健康就越容易面臨更重大危險。

事實上，血壓從130上升到140、150的患者逐漸在增加，在所有的死亡人口當中，約有20％是因為血壓超過120／80㎜Hg所引起，而因此死亡的人數，日本每年約有10萬[04]。台灣則是每4.5人死亡中，就有1人死於高血壓直接相關的心血管疾病。

「高血壓」如果能夠根治，就可以大幅降低心臟病和中風的風險。只要「降低收縮壓」，狹心症（心絞痛）和心肌梗塞的罹患率，便可減少約5分之1，而心臟衰竭和中風的風險，更是可以減少約4分之1，就連總死亡率也能下降13％[05]。

血壓只要稍微降低，就能大大降低罹病風險。

這裡介紹的五個風險因素，對心臟來說，是最棘手的存在。在此稱之為「無聲殺手」，之後的章節會有詳細解說。

現在我在大學醫院擔任心臟專科醫師，亦在當地開設診所。多年來，一邊在醫院裡日夜奮戰，一邊面對急性心肌梗塞和心臟衰竭等重症患者。之所以選擇成為開業醫師，是因為深刻地了解到「預防」的重要性。

本書結合了大學醫院特有的高專業性醫療，以及私人開業醫師所能提供的近距離治療，並且根據日常診療的談話內容，針對預防的重要性來加以解說。

本書的出版承蒙各位支持，感謝長久以來不吝指導的諸位先進、每日應對急診和住院的醫院後輩，以及從早到晚一直精神奕奕支持我的大島醫院員工。你們的力量，是我每天在醫療現場努力工作的原動力。

此外，本書的發行過程中承蒙佐野之彥先生在構成、編輯，以及在繁瑣的資料整理上付出極大的努力，中野健彥先生也在企劃方面給予了不少方向。最後還要向提供出版機會的田中隆博先生表達萬分謝意。

正如書末所列舉的出處，本書介紹的內容皆以真實的醫學根據為基礎。而實際發生在生活中的案例，也是本書的特點。

當然，醫療觀點是百人百樣，故本人謹此附上一些個人意見。在此將此書獻給所有讀者，並祝福各位都能享有超過百年的健康壽命。

大島一太

Chapter

1

「危險的心臟」會引發的事

維繫人體生命的3條血管

在心臟衰竭的「階段A」至「階段D」中，希望大家能了解在早期階段培養心臟功能意識，也就是所謂「上流意識」的重要性。

本章節要先告訴大家，在上游階段生活時，若是毫無作為，將來到了中下游階段可能會遇到心臟疾病。大家一定得提高警覺，盡量不要讓這種情況成為「心臟弱化」的契機。

首先，我們要告訴大家「什麼是心臟」？

心臟是一個由肌肉構成的袋狀器官，會反復進行收縮和擴張的動作，彷彿一個幫浦。自出生以來，這顆心臟便默默地不停跳動多達十萬次。

位在心臟表面的血管叫做「冠狀動脈」，主要負責向心肌供應血液。

冠狀動脈是由一條位於心臟右側和一條從左側分為兩支的血管所組成，這些血管會進一步細分，以供應血液給心肌這個心臟袋子。

這些血管直徑約2～3公釐，像王冠一樣環繞著心臟，所以被稱為「冠狀動脈」。

這三條細小的冠狀動脈，其實是「生命線」。若說我們的人生完全寄託在冠狀動脈上，一點也不為過。

心臟與冠狀動脈

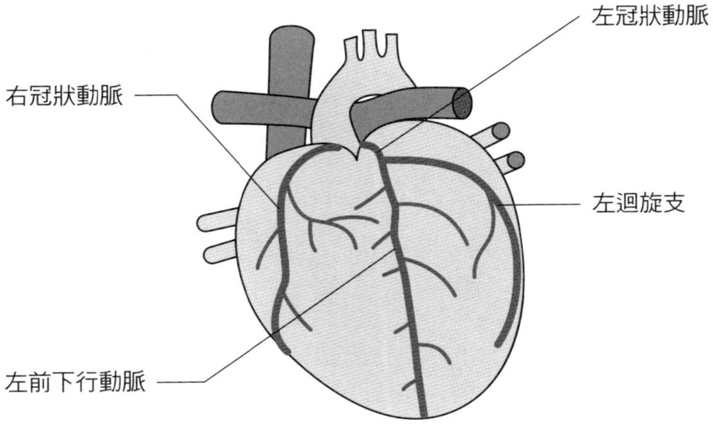

只要將眾所周知的導管置入血管內腔，移至心臟入口處，接著再注入顯影劑並拍攝X光照片，就可以清楚顯示冠狀動脈的形狀和結構。

心臟經常被畫成心形，右邊流動的是右冠狀動脈，左邊分成兩支流動的是左冠狀動脈。

另一方面，若是進行心臟超音波檢查，就能親眼看到心臟將血液輸送出去的過程。

首先，心臟超音波檢查，是在身體朝左側躺的情況下來觀察心臟。因此，超音波影像所顯示的心臟，會是朝左傾斜的心形，這樣就能看到心臟像幫浦一樣收縮。

只要有規律地收縮和擴張，就代表是健康的心臟。

正常的心肌厚度大約是1公分，會隨著心臟有節奏地收縮，讓血液通過心臟內的瓣膜運送到全身。

高血壓、血脂異常、糖尿病、肥胖、動脈硬化等生活習慣病，若不加以控制，就有可能引發心肌梗塞，導致心臟的泵血功能下降。瓣膜的開閉若是出現問題，就會導致瓣膜疾病，讓心臟衰竭惡化。如果心肌本身有異常，那麼就會引發心肌病，使心臟的泵血功能下降。

而這些問題，都可以透過心臟超音波檢查輕鬆了解。

第34頁顯示的是一位70多歲男性的心臟。他在健康檢查中長期存在的高血壓非但沒有改善，還新增心臟肥大的問題。

上方的心臟超音波影像大約是10年前拍下，當時的心肌約厚1公分，而且收縮正常，表示心肌的厚度和及泵血功能均無異常。

不過，這位病患在之後的10幾年，一直忽略高血壓問題。

在這次的心臟超音波檢查中，心肌增厚了0.5公分以上，而這就是典型「高血壓所引起的心臟肥大」。

由於完全沒有症狀，患者才會輕忽高血壓的問題，使得心臟形狀發生顯著的變形，導致心臟肥大。

10 年前的正常心臟

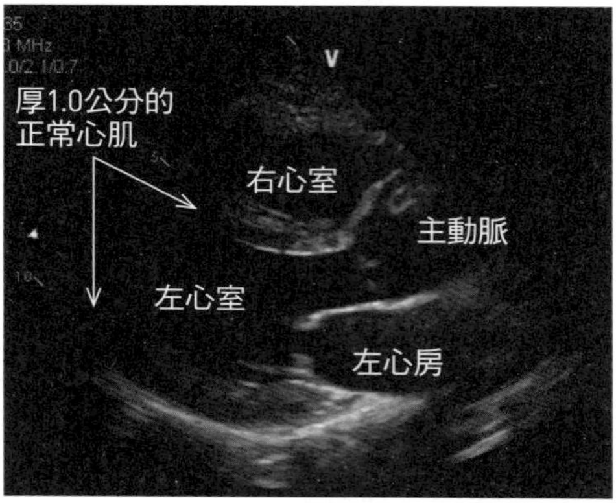

就診時發現心臟肥大

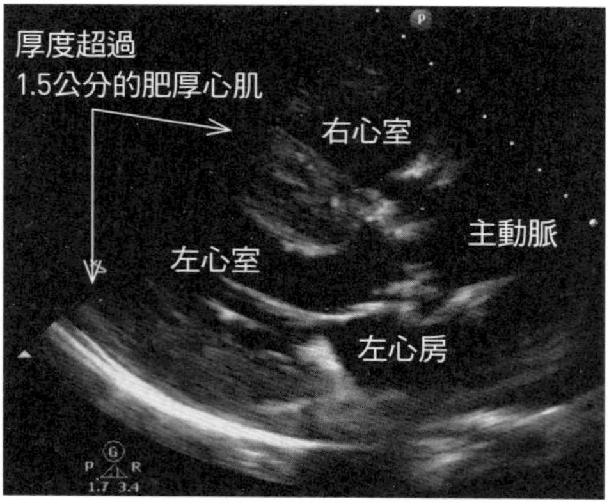

這代表患者的心臟衰竭，已從「階段A」進展到「階段B」，是心肌梗塞或腦梗塞的前兆。要是放任不管，心臟衰竭可能會急劇惡化，是一種不可忽視的危險症狀。

長年忽略高血壓問題，導致心臟產生了顯著的變化，這種變化被稱為「重塑（remodeling）」。最後將會造成心肌整體的泵血功能下降，而且難以恢復。

能預測壽命的關鍵荷爾蒙？

雖然心臟是一個將血液輸送至全身的幫浦，但它不僅僅是每天跳動十萬次這麼簡單。

事實上，心臟和甲狀腺及腎上腺等器官一樣，也會分泌荷爾蒙，稱為「腦排鈉胜肽（BNP，Brain natriuretic peptide）」。這種荷爾蒙最初是在腦中被發掘，後來才發現主要是由心臟分泌。

簡單來說，BNP是一種檢查心臟狀況的指標，只要利用一般診療中的抽血檢測就能立刻知道結果。當心臟的負荷量增加或輸出的血液量減少時，心臟就會分泌BNP來緩解壓力，保護心臟。

BNP的數值越高，心臟的狀況就會越危險。因此，我們可以根據這些數據，來了解心臟衰竭的情況及嚴重程度。

不僅是心肌梗塞等的重大疾病，高血壓等輕度心臟衰竭，也能經由測量BNP值來判斷有無。因為心臟負擔越大，BNP的分泌量就會越多，如此一來，就可以明確了解心臟衰竭的程度、預後（Prognosis）情況以及剩下的壽命。

心臟就是利用這樣的手段，讓外界知道自己的狀態。

關於心臟病，不可不知！

大家應該經常聽到「缺血性心臟病」，這是最常見的心臟病之一。

倘若血壓升高、壞膽固醇和三酸甘油酯囤積導致血脂異常，或糖尿病控制不佳，就會加速動脈硬化。膽固醇和脂肪塊等物質，會進一步附著在血管內側，使得血管內腔變窄，血流不順。

這樣的塊狀物，就叫做「斑塊（plaque）」。

當供給心肌營養的「冠狀動脈」因出現斑塊而變得狹窄時，便會引發「狹心症」，因為「心臟血管變窄了」。

狹心症發作時，走路會感到胸痛，症狀大約會持續2～3分鐘，休養之後會好轉是特徵。不過，如果是置之不理，斑塊最後會破裂並形成血栓，導致冠狀動脈阻塞。

供給心肌營養的血流突然中斷，導致心肌壞死，這種狀態就是所謂的「急性心肌梗塞」。這類患者通常會突然感到劇烈胸痛，症狀會持續30分鐘到數小時。

由於冠狀動脈已經阻塞，就算像狹心症那樣休息，也無法舒緩症狀。而這樣的狹心症及心肌梗塞，皆統稱為「缺血性心臟病」。

其中，心肌梗塞是發作最為突然又最嚴重的心臟病，約有30～40％的人會因而突然死亡，有時甚至猝死。

心肌梗塞未必會出現狹心症的前兆，常常都是忽然發作。由於沒有任何前兆，完全無法預測。

因此，即使平時沒有任何症狀，也要有危機意識，妥善管理可能會導致缺血性心臟病的高血壓、血脂異常和糖尿病等生活習慣病。

心臟病之一——心肌梗塞①

急性心肌梗塞的症狀相當典型，大家一定要牢記在心。

首先，患者會用手掌按住出現症狀的部位（胸部），並訴說自己的不適。大多數的情況，並不是用手就可以指出的狹小範圍，而是要用手掌表示的較大範圍。

如果患者用指尖指出一個狹小範圍，並說「醫師，這裡會痛」的時候，通常是神經或肌肉等淺層性的疼痛居多。

另一方面，用手掌指出的大範圍胸痛，也可能是缺血性心臟病的症狀。因此，區別不適範圍是以「手掌指出」或「手指指出」很重要。

萬一伴隨冷汗的症狀，持續超過30分鐘，那麼情況會進一步惡化。此時心肌已經開始壞死，要是心臟的泵血能力下降而引發心臟衰竭的話，就會出現嚴重的呼吸困難。

急性心肌梗塞的風險相當高，實際上約有30～40％的患者無法及時送達醫院。若能及時應對處理的話，可以降低院內的死亡率，而且救活的機率也還算高。

不過遺憾的是，即便能救回一條命，還是會受到「心肌壞死」這種永久性的損傷。

由於壞死的心肌一直存在，泵血功能會不斷下降。一旦發生「重度心臟衰竭」，就會出現胸部積水、腿部浮腫、稍微散步便感到呼吸困難等症狀，使得日常生活質量大幅下降，預後效果也不佳。

當心肌梗塞的病人緊急送醫時，要先確認「當事人的冠狀動脈是否真的阻塞」。

這點非常重要，因為護理人員要立即進行心臟導管檢查，以診斷冠狀動脈的阻塞位置。

冠狀動脈若是在血管較粗的上游部分堵塞，影響範圍就會變得廣泛，心肌壞死的損害會更嚴重，心臟的泵血功能也會下降。

若不立即處理堵塞的血管，整個心肌就會受損，所以要分秒必爭盡快恢復血流。

處理堵塞的血管時，先利用導管讓類似鐵絲的導線通過病變部位。然後使用「血栓吸引導管」這種細長柔軟導管，像吸塵器般吸出堵塞病變部位的血栓。此時，冠狀動脈會出現一些可疑物體，這就是由血塊和壞膽固醇等脂質形成的斑塊。

心臟病其二——心肌梗塞②

血栓去除後，血液會恢復流動，但血管內腔仍舊不平整。因此，醫師會在收縮的氣球周圍，裝上一種具有伸縮性的金屬網狀管子，稱作「支架（stent）」，架設在血管內部。

接著，病變部位裡的氣球會充氣，讓支架撐開並緊貼在血管內壁上，之後只要讓氣球洩氣縮回並取出，支架便會留在血管中，達到擴張血管的效果，這就是所謂的「支架治療」。

相較於單純的氣球擴張術，「支架治療」反而能有效降低血管再次變得狹窄的風險，故現已得到廣泛應用。

一旦利用支架擴張血管，讓血流恢復正常，那些一直喊著「痛啊痛啊」、「我快死了，救救我」的患者，症狀通常會馬上好轉。

至於要多快才能處理到這個地步？這個問題就像火災一樣，要多快才能救得了，就

支架治療

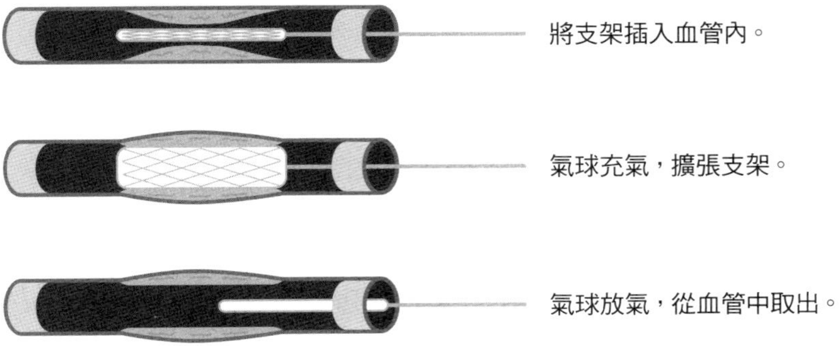
將支架插入血管內。
氣球充氣，擴張支架。
氣球放氣，從血管中取出。

看心臟還有多少力氣了。

專業的醫療機構，一般來說，365天全年無休地治療心肌梗塞患者。畢竟從發病到恢復血流的搶救速度，是挽救生命的關鍵。

支架安裝之後，儘管患者能迅速康復，但部分心肌已經壞死，使得心臟的泵血功能下降，無法像以前那樣有效地輸送血液。

如此一來，血液會滯留在心臟中，只要泵血功能下降，胸部就會因積水而引起呼吸困難，雙腳也會浮腫而無法行走，促使心臟衰竭惡化。

有時心臟內形成的血栓會隨著血流移動，阻塞腦部的血管而引發腦梗塞，或突然導致心律不整，危及性命。

此外，嚴重的心肌壞死甚至會讓心臟破裂，造成猝死。即使幸運救回一命，患者也有可能會留下影響一生的後遺症。

心臟病之三——狹心症

「狹心症」的患者通常會感到胸痛，而疼痛的部位不是用手指，而是用整個手掌來指出。

這種病還有一個重要的特徵需要牢記——狹心症的胸痛通常只會持續2～3分鐘左右。

肌肉疼痛或神經痛這類的表面疼痛，通常不會只持續幾分鐘，而是會持續好幾個小時，甚至超過大半天。因此，當患者用手指著某個狹小範圍，並抱怨說：「醫生，我胸部這個地方痛了一整天」時，基本上並不是狹心症所引起的。

然而，當患者說出「走路或爬坡時感到胸口有點痛，不過休息一下就會好」，那就要特別留意了。這短短的2、3分鐘胸痛，至關重要。

狹心症，是指當冠狀動脈阻塞程度達到75％～90％時，在日常生活中只要稍微運動，即一勞動就會出現的胸痛。

只要狹窄率越高，就越容易因為輕微的勞動而自覺到症狀。當冠狀動脈的狹窄率，也就是阻塞程度超過95％，即使人靜止不動，也會出現胸痛。

最簡單的診斷方法，就是「心電圖」。

不過，這裡也存在一個很大的陷阱。那就是，只有在發生「胸痛」症狀的短短2、3分鐘內進行心電圖檢查，才有辦法做出診斷。

當我們在做健康檢查或全身檢查時，如果沒有狹心症的症狀，即使做了心電圖檢查，也只會顯示出正常的波形。若是心電圖正常，診斷結果會是A，也就是「沒有什麼問題」。

事實上，這只不過是症狀尚未出現罷了，想要診斷出狹心症，其實相當的困難。

因此，最重要的是「在心肌梗塞之前發現狹心症並善加處理」，而不是將「很困難」這句話一直掛在嘴上。

狹心症若未及時發現，說不定會在不久的將來罹患心肌梗塞，而突然猝死。

能否早期發現狹心症，就成了命運的分歧點。

有些人即使胸痛會反覆發作2、3分鐘，甚至症狀惡化，但只要在健康檢查中被告知「沒有問題」，就自以為感到安心。

關於狹心症，絕對不要相信健檢結果。

狹心症雖然不像心肌梗塞會造成心肌壞死，卻會讓血管變得狹窄而導致血流不足。在這種情況之下，只要利用支架治療等方法擴張血管，身體就能重拾健康，也不容易出現泵血功能下降等後遺症。

心臟病之四——心律不整

我們的心臟裡有股微弱的電流在流動，心肌受到這些電流的刺激時，就會規律地收縮和舒張，彷彿幫浦般將血液輸送到全身。

若是這股電流呈現出異常的話，心跳和脈搏會開始變得不規則，而這就是所謂的「心律不整」。

引發心律不整的原因，通常是某種心臟相關的疾病，但也有可能與甲狀腺或肺有關。

縱使是身體健康的人，也未必能倖免。有些人還會引發腦梗塞或心臟衰竭，甚至嚴重到猝死，因此這項診斷是非常重要的。

心律不整和狹心症一樣，發作時可透過心電圖的記錄來確定。持續的時間如果太短，就會因無法記錄那一刻而難以診斷。

在這種情況下，通常會進行24小時或是長達2週的心電圖檢查，來診斷心律不整，最近還出現了使用手錶來記錄心電圖的款式。

心臟病之五——瓣膜性心臟病

心臟內有4個「瓣膜」，它們就像門一樣會開開關關，規律地將血液往一定的方向輸送。

此4個瓣膜分別是「主動脈瓣」、「二尖瓣」、「三尖瓣」、「肺動脈瓣」。

當這些瓣膜損壞、無法正常開閉時，就會阻礙血液正常流動，還會引發危險的心律不整和心臟衰竭，這就是所謂的「瓣膜性心臟病」。

瓣膜性心臟病，需要進行外科手術才能根治，除了修復自己的瓣膜，另一種方法就是更換人工瓣膜。

若能及早發現瓣膜有症狀，便能預防病情惡化，甚至不需要動到手術；就算需要手術，時間也不致於延誤。

以往若是被診斷出瓣膜性心臟病，通常要採用讓心臟短暫停止跳動，以更換人工瓣膜之類的大型開胸手術來治療，現在只要利用導管就能介入治療。

由於不需動外科大手術，即使是85歲以上的高齡患者，也能在不動刀的情況之下安全接受治療，大幅提升完全治癒的機會。

瓣膜性心臟病若能早期發現，並適當管理與治療，可望讓心臟維持功能，重拾活力。

心臟病之六——心肌症

心臟的袋狀部分，也就是心肌，如果生病的話，稱作「心肌症」。日常診療中經常被診斷出的疾病，包括心肌過度增厚的「肥厚性心肌症」、心肌因過度擴張而變薄的「擴張型心肌症」，以及由高血壓引起的「高血壓性心臟病」。

此外，還有因遺傳或藥物副作用引起的心肌症、心肌內沉積異常物質的心肌症，以及運動引起的心肌症等，種類相當繁多。部分心肌症會引起危險的心律不整，導致猝死或心臟功能下降，進而引發心臟衰竭。

因此，平時只要定期做健康檢查，及早診斷並不困難。透過適當的治療，預後就能夠大幅改善。

我們醫院就有年過90的心肌症患者來就診，在接受治療之後不僅變得健康有活力，甚至還能去健身房運動呢！

Chapter

2

暗中削弱心臟功能的「無聲殺手」

不可忽視的「心臟上流意識」

想要持續過著更加豐富的人生，勢必要「提升心臟功能」才行。為此，日常生活中要遠離那些悄悄靠近心臟的「危險因子」，以防患於未然，預防心臟衰竭。

如果將心臟功能下降的危險因子比喻成河流的話，它們會隨著時間從上游到中游，再到下游，此過程會逐漸對健康產生不良影響。日積月累之下，這些慢慢累積的各種危險因子，就會對心臟帶來負擔，所以我們必須先了解它們存在的意義。

在如河川般流動的生命中，要迎接幸福如大河的百歲人生，心臟就必須要健康地跳動，這是最基本的前提。

本章將介紹在心臟功能中，最重要的「上游意識」相關基本知識，以幫助讀者精確掌握重要資訊。

事實上，「生活習慣病」會隨著個人的飲食生活和行為模式，在身體內默默地累積病灶，並讓身體功能受損。

具體來說，就是指高血壓、高脂血症（包括膽固醇和三酸甘油酯）、糖尿病、吸菸，以及家族病史等五項。

這些生活習慣病的共同特徵，就是「沒有症狀」。而這樣的危險因子，也被稱作「無聲殺手」。

既然沒有症狀，那要如何治療呢？

簡單來說，就是「學習並獲取有關危險疾病的相關知識」。

例如：當感到疼痛時，可以請醫生開止痛藥，但明明沒有症狀卻要理解「吃藥」或「治療」兩件事，就只能透過學習來加深危機意識了。

埋伏在上游的「無聲殺手」

在健康意識中，最重要的是正確認識最上游的「高脂血症」、「高血壓」和「糖尿病」。

這些疾病通常沒有明顯症狀，很少有人會因自覺症狀而去就醫。首先，要停止這種無意識的行為。儘管沒有症狀，每年至少也要做一次健康檢查，因為這些「上游疾病」大多可透過健檢被發現。

例如，膽固醇和三酸甘油脂的數值，快的話從20、30歲就會開始上升。除非察覺到身體有異常，否則大多數的人是不太會去關心這一點，意識到要去做健康檢查的人其實很少。

即使危險數值上升而被醫生警告，真正在意的人也是寥寥無幾。如此一來，想要擁有健康生活又談何容易呢？

上游意識

應在上游妥善管理身體，才能防止下游的疾病

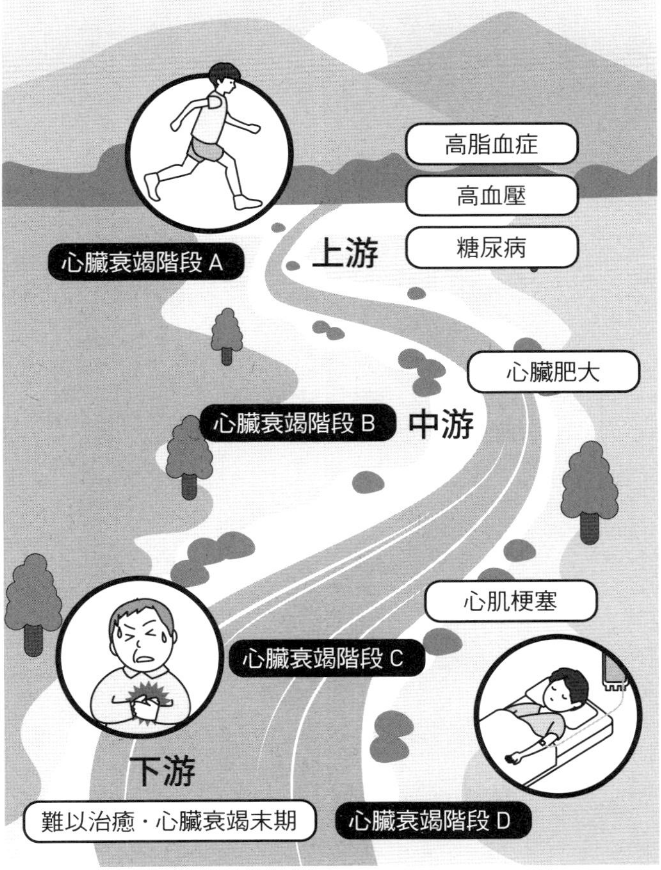

揭秘膽固醇的好壞

壞膽固醇或三酸甘油酯數值過高，或好膽固醇數值過低，稱為「高脂血症」，這是最上游的生活習慣病之一。

膽固醇是體內組織的細胞膜、荷爾蒙及幫助消化吸收脂肪的重要脂質之一，卻擁有堵塞血管的不良作用。膽固醇分為「壞膽固醇」和「好膽固醇」，其中特別要注意的是「壞膽固醇」。

壞膽固醇又稱為「低密度脂蛋白膽固醇（LDL）」，只要數值上升，就會對身體有害。

相對地，被稱為「高密度脂蛋白膽固醇（HDL）」的好膽固醇，相當於吸塵器，能把等同垃圾的LDL清除乾淨。

這麼解釋的話，大家應該會更容易理解。當血液中的ＬＤＬ附著在血管上時，ＨＤＬ就會發揮吸塵器的功能將其吸收，送回肝臟。

如果垃圾少且吸塵器多的話，對血管會比較有益。相反地，垃圾多但吸塵器少的話，就會造成血脂異常。

此外，三酸甘油酯（中性脂肪）的值若是上升，也會發生同樣的問題。

ＬＤＬ以外不為人知的壞膽固醇

健康檢查時，壞膽固醇（ＬＤＬ）的值超過１４０、好膽固醇（ＨＤＬ）的值低於40、三酸甘油酯的值超過１５０，這些情況中只要有一項符合，即可診斷為「高脂血症」。

最近的健康檢查表中，常常看到**「non-HDL（非高密度脂蛋白膽固醇）」**這個項目，這也是絕對不能忽視的指標。

其實，人體的血液中除了壞膽固醇（LDL），還潛藏著其他會危害人體的不良膽固醇。

non-HDL的數值會比總膽固醇更準確，而且與LDL一樣，能夠預測心肌梗塞發生的機率[06]。

許多研究指出，當non-HDL的數值達到140mg／dℓ時，得到狹心症和心肌梗塞的機率及死亡風險就會增加；若是超過170，風險就會明顯攀升[07、08、09]。

體內若還有其他隱形殺手，non-HDL的數值在150～169之間時，就要開始注意身體的狀況。

non-HDL＝總膽固醇－HDL（好膽固醇）

基準值：90～149mg／dℓ　高脂血症診斷標準：170以上

膽固醇和non-HDL的數值偏高的話，不僅會出現單純的「高脂血症」，還有可能隱藏著像「甲狀腺功能低下症（Hypothyroidism）」等其他疾病。相反地，若數值過低，則可能是「營養障礙」或「肝硬化」等問題造成。

一般來說，血脂評估通常要先禁食超過10小時，並在空腹的狀態之下抽血。不過，non-HDL由於受到飲食的影響比較小，即使是飯後也能夠抽血檢驗。

此外，「三酸甘油酯值高」的人，不僅要檢查壞膽固醇（LDL），還要檢查non-HDL。只要壞膽固醇（LDL）和non-HDL這兩者在標準值內，就可以大幅降低動脈硬化的風險。

壞膽固醇、高血壓、糖尿病帶來的共病風險

研究顯示，壞膽固醇（LDL）的值越低，心血管疾病的發病率及死亡風險就越低■10、11、12。

換句話說，在這一生中，我們的血管究竟會產生多少膽固醇的量，其實是很重要的。膽固醇的值長期偏高的話，血管就會變得容易堵塞。

要收集有關生活習慣病的數據，並從醫學的角度來分析結果及找出趨勢，通常會耗費相當多的時間和精力，因為這需要長期追蹤和調查特定人物的健康狀況才行。

不過，日本有幾項研究正在產出這樣的寶貴成果，其中一個是針對大阪府吹田市一般居民所做的「吹田研究」。

這項著名的研究顯示，45歲時壞膽固醇（LDL）高於160的人，

這輩子患有狹心症或心肌梗塞的風險，男性47.2%、女性10.2%■13。

若高血壓或糖尿病等其他無聲殺手也存在的話，那麼心血管疾病的發病率和死亡率會進一步攀升。例如，即使是相同程度的高血壓，壞膽固醇（LDL）的數值偏高的話，狹心症和心肌梗塞的發病率，就會急遽上升。

其相對關係不是慢慢累積，而是以翻倍的方式，拉高心血管疾病發作及死亡的風險。

利用健康檢查來預測發病風險

在此要介紹的，是福岡縣糟屋郡久山町的「久山町研究」所顯示的「日本人動脈硬化性疾病的發症預測模型」（《動脈硬化性疾病預防指導綱要2022》／一般社團法人日本動脈硬化學會）■[14]。

久山町研究自1961年以來，便開始針對久山町40歲以上的居民，進行流行病學調查研究，並在生活習慣病方面，取得全球性的成果。

該町的居民結構，在年齡和職業分布上與日本全國平均幾乎相同，故被認為是一個沒有偏差、相當平均的日本人群體，而當地居民多年以來一直參與研究。

換句話說，這是一個根據實際調查製作的研究內容，在醫學上可信度非常高，是鞏固「上游意識」相當實用的數據。

此處展示的「預測模型」只要與潛在危險因素的分數一起合計，就能了解10年後罹患狹心症、心肌梗塞及腦梗塞等疾病的發病風險。

發病機率低於2％為「低風險」，超過2％但低於10％是「中風險」，若超過10％則被認為是「高風險」。

不過，這僅限於預測40歲以上的人，40歲以下不適用。至於吸菸習慣的定義：每天習慣至少吸一根菸的人為「有吸菸」；過去曾經的吸菸者則歸為「無吸菸」來計算。

此外，血壓雖未提及是否有服用降壓藥，一般來說，如果血壓相同，**服用降壓藥的人中風風險會較高**，需要稍加注意[15]。

這些項目通常包含在一般的健康檢查中，可以輕鬆地從自己的檢查結果得出結論，並進一步預防健康走下坡。

像是「60歲男性，血壓140」有些許偏高，不過「沒有糖尿病」，「LDL為120」但運動不足，「HDL為38」比正常值稍低，加上又「不吸菸」等這樣的人應該不少。雖然總分是13分，卻因未來十年內罹患狹心症、心肌梗塞和腦梗塞的風險超過10%，意外成為高風險群。

因此，大家的健檢結果也要妥善保管，以便確認健康的狀況。

量身打造專屬自己的治療方法

壞膽固醇（ＬＤＬ）應該要降低到什麼程度，這取決於身體還擁有多少其他的無聲殺手。

由於每個人的健康情況不同，膽固醇的治療確實需要量身打造，並非「只要檢查的數值在健康檢查的標準範圍內就好」這麼簡單。

請看第72～73頁的圖表。這是由日本動脈硬化學會，經過多年研究證明所累積而來的成果，制定出壞膽固醇（ＬＤＬ）的管理目標，不僅簡單可信度也高。

透過這張圖表，能清楚地了解到「自己現階段的狀況」，以及「未來應該如何應對」。

「久山町研究」動脈硬化性疾病發病預測模型

① 性別	分數
女性	0
男性	7

② 收縮壓	分數
＜ 120 mmHg	0
120 ～ 129 mmHg	1
130 ～ 139 mmHg	2
140 ～ 159 mmHg	3
160 mmHg ～	4

③ 醣代謝異常（不包括糖尿病）	分數
無	0
有	1

註 1：過去曾吸菸者視為⑥無吸菸。

④ 血清 LDL-C	分數
＜ 120 mg/ dℓ	0
120 ～ 139 mg/ dℓ	1
140 ～ 159 mg/ dℓ	2
160 mg/ dℓ	3

⑤ 血清 HDL-C	分數
60 mg/ dℓ	0
40 ～ 59 mg/ dℓ	1
＜ 40 mg/ dℓ	2

⑥ 吸煙	分數
無	0
有	1

①～⑥的總分	分

根據下表的總分來推算各年齡層的絕對風險。

總得分	40 ～ 49 歲	50 ～ 59 歲	60 ～ 69 歲	70 ～ 79 歲
0	＜ 1.0%	＜ 1.0%	1.7%	3.4%
1	＜ 1.0%	＜ 1.0%	1.9%	3.9%
2	＜ 1.0%	＜ 1.0%	2.2%	4.5%
3	＜ 1.0%	1.1%	2.6%	5.2%
4	＜ 1.0%	1.3%	3.0%	6.0%
5	＜ 1.0%	1.4%	3.4%	6.9%
6	＜ 1.0%	1.7%	3.9%	7.9%
7	＜ 1.0%	1.9%	4.5%	9.1%
8	1.1%	2.2%	5.2%	10.4%
9	1.3%	2.6%	6.0%	11.9%
10	1.4%	3.0%	6.9%	13.6%
11	1.7%	3.4%	7.9%	15.5%
12	1.9%	3.9%	9.1%	17.7%
13	2.2%	4.5%	10.4%	20.2%
14	2.6%	5.2%	11.9%	22.9%
15	3.0%	6.0%	13.6%	25.9%
16	3.4%	6.9%	15.5%	29.3%
17	3.9%	7.9%	17.7%	33.0%
18	4.5%	9.1%	20.2%	37.0%
19	5.2%	10.4%	22.9%	41.1%

※ 出自：《動脈硬化性疾病預防指南 2022 年版》／
日本動脈硬化學會（改自 P69 圖 3-2）

【基本方針】

有狹心症、心肌梗塞、腦梗塞病史的人

▼屬於「二次預防」

● 將壞膽固醇（ＬＤＬ）的數值，控制在１００以下，並且考量風險，將數值控制在70mg／dℓ以下。

● 有糖尿病或家族遺傳性高膽固醇血症的人，若持續管理不善，復發率和死亡率會增加，須儘快達成「壞膽固醇（ＬＤＬ）低於70」的目標■[16]。

從未罹患狹心症、心肌梗塞、腦梗塞的人

▼屬於「初次預防」、「低風險」、「中等風險」

● 透過飲食和運動療法，來改善生活習慣。

● 根據風險設定目標，並且努力達成。

●最優先要處理的是，改善壞膽固醇（LDL）。

●再來是改善非高密度脂蛋白膽固醇（non-HDL）。

●若是不太容易達成目標，屬於低～中等風險的人，應該要設法讓壞膽固醇（LDL）降至20%～30%，二次預防者則應設法降低50%。

●許多研究結果顯示，服用「他汀類（statin）」這類降低膽固醇的藥物，可大幅預防得到心肌梗塞和腦梗塞的機率。

糖尿病患者

▼▼屬於「初次預防」「高風險」

●吸菸或糖尿病引起的視網膜病變、蛋白尿、腎臟疾病、神經病變等併發症患者，由於罹患的風險更高，故壞膽固醇（LDL）目標值，應該要特別設定在100以下。

三酸甘油酯（TG／中性脂肪），無論是第一次檢查還是第二次檢查，空腹時抽血後的數值要控制在150㎎／dℓ以下，非空腹時的隨機抽血後的數值則需控制在175㎎／dℓ以下。

好膽固醇（HDL）則需盡量維持在40㎎／dℓ以上。即使壞膽固醇（LDL）已經控制在目標範圍內，非高密度脂蛋白膽固醇（non-HDL）若是偏高，三酸甘油酯也會跟著攀升。

當三酸甘油酯超過400㎎／dℓ，或餐後抽血時，那麼一開始要控制的就不是壞膽固醇（LDL），而是非高密度脂蛋白膽固醇（non-HDL）。

當好膽固醇（HDL）偏低時，不但沒有能夠發揮作用的藥物，更不會單獨針對低HDL進行藥物治療。

此外，吸菸者必須開始戒菸；如果缺乏運動，就得進行有氧運動。

此大規模研究顯示，當僅有好膽固醇（HDL）偏低，其他脂質沒有異常時，得到狹心症、心肌梗塞或腦梗塞的風險未必會增加[18、19]。

無論如何，管理壞膽固醇（LDL）、三酸甘油酯及非高密度脂蛋白膽固醇（non-HDL）才是最重要的。

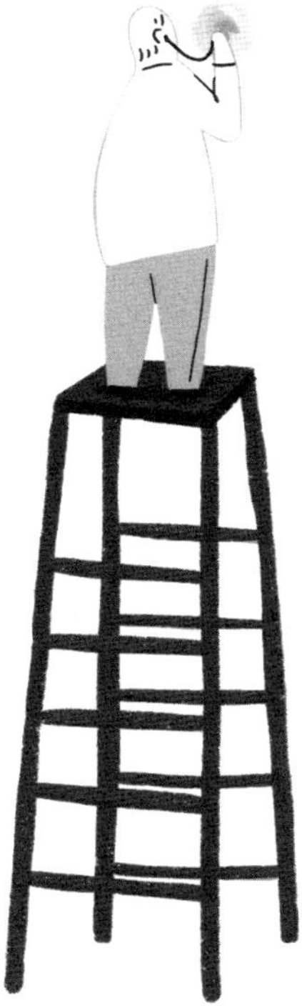

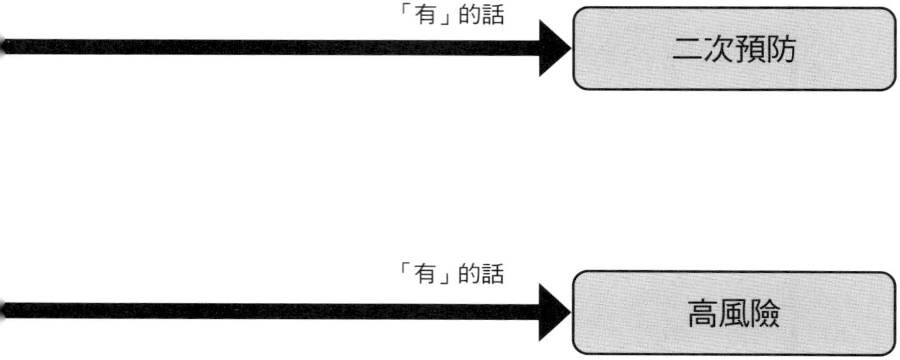

預測未來十年內 動脈硬化性疾病的發病風險	分類
2%以下	低風險
2 ～ 10%以下	中等風險
10%以上	高風險

※ 若診斷結果為家族性高膽固醇血症及家族性 III 型高脂血症者，則不適用此圖表。

※ 來源：《動脈硬化性疾病預防指南 2022 年版》／日本動脈硬化學會，改自 P69 圖 3-1。

高脂血症篩檢

是否有冠狀動脈疾病或動脈粥樣硬化性腦梗塞
（包括伴隨明顯粥樣硬化 ※ 等其他腦梗塞）？

「沒有」的話

以下有哪一個呢？

糖尿病（不包括糖耐量異常〔IGT〕）
慢性腎臟病（CKD）末梢動脈疾病（PAD）

「沒有」的話

久山町研究的評分標準			
40～49 歲	50～59 歲	60～69 歲	70～79 歲
0～12	0～7	0～1	—
13 以上	8～18	2～12	0～7
—	19 以上	13 以上	8 以上

※ 根據久山町研究的評分標準（第 67 頁）來計算。

※ 頭顱內外動脈的狹窄部位超過 50%，或者弓部大動脈粥樣硬化（aortic arch atheroma）。粥樣硬化，最大厚度 4 公釐以上。

風險分類 脂質管理目標值

初次預防：先改善生活習慣，再考慮進行藥物治療

管理區分	脂質管理目標（mg/ dℓ）			
	LDL-C	Non-HDL-C	TG	HDL-C
低風險	< 160	< 190	< 150 （空腹時）※※※ < 175 （隨時）	≧ 40
中等風險	< 140	< 170		
高風險	< 120 < 100 ※	< 150 < 130 ※		

二次預防：除了改正生活習慣，還要考慮藥物治療

管理區分	脂質管理目標（mg/ dℓ）			
	LDL-C	Non-HDL-C	TG	HDL-C
冠動脈疾病或動脈粥樣硬化性腦梗塞的病史（包括其他明顯伴隨粥樣斑塊※※※※的腦梗塞）	< 100 < 70 ※※	< 130 < 100 ※※	< 150 （空腹時）※※※ < 175 （隨時）	≧ 40

● ※ 糖尿病患者若有周邊動脈疾病（PAD）、微血管病變（視網膜病變、腎病變、神經損傷）等併發症或吸菸情況時，需考慮。

● ※※ 擁有「急性冠心症（ACS）、」「家族性高膽固醇血症」、「糖尿病」、「冠狀動脈疾病及動脈粥樣硬化性腦梗塞（包括伴隨明顯粥樣硬化的其他腦梗塞）」這四種疾病其中之一為併發症的情況。

● 在初次預防中，達成管理目標的基本方法，是非藥物療法。但 LDL-C 若超過 180mg/ dℓ，就應考慮藥物治療。此外，也需要考量到家族性高膽固醇血症的可能性。

● 先達成 LDL-C 的管理目標值，接著再將目標放在 non-HDL-C 上。即使達成 LDL-C 的管理目標，若 non-HDL-C 的數值仍偏高，通常會伴隨高三酸甘油酯血症（高 TG 血症）。至於低 HDL-C，基本上要藉由改變生活習慣來應對。

● 這些數值都是努力的目標，而在初次預防（中、低風險），將 LDL-C 下降率 20 ～ 30%當作目標。

● ※※※ 禁食超過 10 小時稱為「空腹狀態」，但可攝取沒有熱量的水或茶之類的水分，至於其他情況則視為「隨時」處理。

● ※※※※ 顱內動脈狹窄超過 50%，或弓部大動脈粥樣硬化（最大厚度超過 4 公釐）。

● 高齡者的部分，請參閱第 7 章。
《動脈硬化性疾病預防指南 2022 年版》／日本動脈硬化學會，P71 表 3-2 改編。

動脈硬化性疾病預測工具 Korerisukun（れりすくん）

網址：http://www.j-athero.org/jp/general/ge_tool/

App Store　Google Play

針對一般人設計的動脈硬化疾病預測工具。
iOS 版和 Android 版可掃描右方 QR 碼，下載連結後使用。

＊ APP 僅有日文版
＊下載應用程式可能產生通信費用。

【操作環境】iOS 11.0 以上、Android 4.4 以上

好膽固醇過高的警訊

一般來說，好膽固醇（HDL）的數值偏高，通常會讓人覺得對身體有益處。

不過，最新研究卻指出，過多的好膽固醇，反而會增加罹患冠狀動脈疾病（如狹心症或心肌梗塞）等風險。

日本醫界大規模研究報告指出，好膽固醇（HDL）高於90mg／dℓ的人，與同一數值在40～59mg／dℓ之間的人相比，罹患狹心症、心肌梗塞及腦梗塞的死亡風險反而會增加■20。

也就是說，好膽固醇過高，也有可能會讓動脈硬化的症狀加重，若同時有高血壓、糖尿病或肥胖等情況時，就要多加注意。

許多人看了健診結果之後，都會以為「既然好膽固醇多，那麼壞膽固醇稍微多一些也沒關係」。關於這點，由於每一個人的身體狀況不同，建議最好再次諮詢自己的主治醫師。

「降低膽固醇會致癌」的真相

狹心症、心肌梗塞和腦梗塞等問題的源頭，就是「膽固醇」，也是所有無聲殺手中最為「沉默」的一種。

在留意這些無聲警告的同時，也要盡量讓膽固醇數值降低。

然而，在週刊雜誌等報章媒體上，卻經常看到「降低膽固醇會致癌」之類的文章。就事實來講，癌細胞會迅速吸收膽固醇以進行增殖，若在抽血檢測時，膽固醇的值突然下降，就會懷疑是否為癌症造成的。

正因如此，才會有人說膽固醇低會導致癌症，但這單純只是個誤解。也就是說，癌症與膽固醇的關係根本是本末倒置，是一個毫無任何根據的說法。

膽固醇數值低對癌細胞來說，反而是不利的。

此外，有時還會看到「降低膽固醇會導致阿茲海默症」之類的資訊，這也是不正確的。

腦部的血管有個特別的功能，能夠發揮屏障的作用，讓血液中的膽固醇無法通過，稱為「血腦屏障（BBB，Blood-Brain Barrier）」。

腦中的膽固醇是在腦內生成的，多餘的部分會被釋放到血液中，所以血液中的膽固醇非但不會影響大腦，相反地，阿茲海默症患者還會因為腦部萎縮而無法自行合成膽固醇。

預防勝於治療！45歲以下的膽固醇管理策略

全球最權威醫學期刊《THE LANCET（柳葉刀）》，於2019年刊登了一項研究結果——膽固醇值高的人，若從年輕時就開始治療的話，就能降低年老後罹患心肌梗塞及中風的風險。

德國漢堡大學心臟血管中心的Fabian Brunner等人，針對來自19個國家、約40萬名男女，進行了為期43年（1970～2013年）的追蹤調查，並將得到的數據加以解析。

首先要知道，隨著年齡增長，只要非高密度脂蛋白膽固醇（non-HDL）的數值上升，罹患心血管疾病的風險就會增加。

而非高密度脂蛋白膽固醇（non-HDL）較高的人，只要經過治療讓數值減半，罹患的風險也會跟著降低。

此外，45歲以下的人，初始值如果是落在143～186mg／dℓ之間，卻存在心血管疾病等危險因子的話，只要讓非高密度脂蛋白膽固醇（non-HDL）的值減半，男性罹患心血管疾病的風險就可從29％降至6％，女性則可從16％降至4％。

研究結果指出，膽固醇數值偏高的人，只要在45歲以前開始進行治療的話，未來能降低心肌梗塞或中風的發生率■21。

「皮下脂肪」、「內臟脂肪」、「代謝症候群」的關係

「脂肪數值」，是健康檢查時最令人在意的項目之一。事實上，脂肪主要有三種類型。

健康檢查報告中有一欄是「BMI」，這是「Body Mass Index」的簡稱，中文稱作「身體質量指數」，用來表示肥胖程度的體格指標，算式為「體重除以身高（以公尺為單位）的平方」。

根據這個計算式，「22」被認為是標準體重，「25」以上是肥胖，「18.5」以下是過瘦。

例如：身高170公分的人如果體重是64公斤，就是標準的「22」；72公斤時是「25」，屬於肥胖；52公斤時則是「18」，屬於過瘦。

醫學界過去經常討論「代謝症候群（Metabolic Syndrome）」，並相

當注重其與皮下脂肪、內臟脂肪及動脈硬化之間的關聯性。

第一脂肪是指「皮下脂肪」。當摸肚子時，可用手捏起且會立刻聯想的脂肪，對身體危害並不大。

小學時周遭有些同學會讓人覺得比較胖，這多半是皮下脂肪造成的。小學生就算胖，也不太會罹患心肌梗塞，因為這些脂肪囤積在體表附近，容易影響體型，卻也扮演著維持體溫，以及保護內臟避免受到外部衝擊的重要角色。

不過，難以消除也是皮下脂肪的特徵，因此小時候體型較胖的人，長大後變得非常瘦弱的情況也不會太多。

第二脂肪是指「內臟脂肪」。不僅是聚集在一起的脂肪，它還是會在體內引起各種問題。

「內臟脂肪」其實是堆積在腹膜的其中一部分脂肪，例如：腸繫

（Mesentery）就是讓腸子固定的脂肪。只要內臟脂肪增加，就會引起糖尿病、高脂血症、高血壓等疾病。

此外，內臟脂肪還是會「增加壞膽固醇」的活性物質，以及「減少好膽固醇」的活性物質，進而加速動脈硬化的惡化，已經變成一個日益棘手的問題。

也就是說，內臟脂肪過高的人，患上心肌梗塞或中風等

皮下脂肪和內臟脂肪

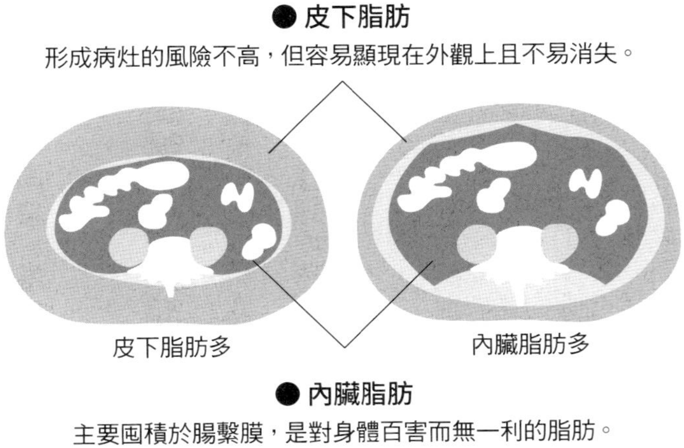
● 皮下脂肪
形成病灶的風險不高，但容易顯現在外觀上且不易消失。
皮下脂肪多
內臟脂肪多
● 內臟脂肪
主要囤積於腸繫膜，是對身體百害而無一利的脂肪。

疾病的風險機率，一定會比健康的人高出了好幾倍，而這就是所謂的「代謝症候群」。

具體來說，在肚臍的位置進行電腦斷層掃描（CT掃描）時，若內臟脂肪面積超過100㎠，也就是男性腰圍超過85㎝，女性腰圍超過90㎝，同時高血壓、高脂血症、糖尿病這三種生活習慣病中，出現兩種或以上的話，就會被診斷為「代謝症候群」。

揭開「第三種脂肪」的真面目，真正的無聲殺手！

即使體型消瘦，還是有不少人因膽固醇過高而導致血管阻塞。至於原因為何，是多年以來的研究課題。

脂肪的累積能力因人種及民族而異，以各國的ＢＭＩ為例，許多先進國超過25，而日本女性平均則為21.9，是世界上最為纖瘦的族群之一。

儘管體型如此纖細，還是有許多人罹患心肌梗塞。其中一個原因，就是「異位脂肪（ectopic fat）」，也就是俗稱的「第三脂肪」，這才是真正的無聲殺手。

體格較大的歐美人開始變胖時，身體會逐漸向外擴展且儲存脂肪；然則體格較小的人，容納不下的脂肪，就會堆積在通常不會囤積的地方，這就是所謂的「異位」。

脂肪囤積的地方，主要是器官和肌肉。除了肝臟、心臟和胰臟等內臟，還會附著在關節周圍的骨骼肌上。

脂肪若是囤積在肝臟上，會形成脂肪肝，進而引發肝癌或肝硬化；若積聚在胰臟或肌肉上，就會導致糖尿病；倘若脂肪囤積在心臟周圍，便會降低心臟的泵血功能，引發心臟衰竭，甚至誘發狹心症或心肌梗塞。

雖然代謝症候群一直廣泛受到關注，但就算外表看起來十分苗條也不能掉以輕心，一定要多加留意「第三脂肪」。

三天油膩飲食的健康衝擊

當按照國別比較BMI及脂肪肝（異位脂肪）的比例時，有研究顯示BMI超過28的肥胖型歐美人，與擁有理想體型BMI約21～23的日本人、台灣人之間，脂肪肝的患病率幾乎沒有差異■[22]。

研究顯示，食用含有60％脂質的高脂肪飲食之後，僅需3天，骨骼肌

無聲殺手「第三脂肪」—— 異位脂肪

第一脂肪「皮下脂肪」

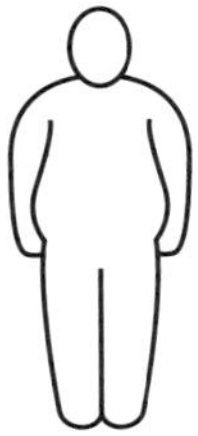

〔囤積的地方〕
- 下腹部
- 腰部周圍
- 臀部等等

【附著在皮膚和肌肉之間的脂肪】

貼近體表的脂肪層，容易影響體型，但也有維持體溫和保護內臟的功能。

男性和停經後的女性，因皮下脂肪的儲存空間有限，容易囤積內臟脂肪！

第二脂肪「內臟脂肪」

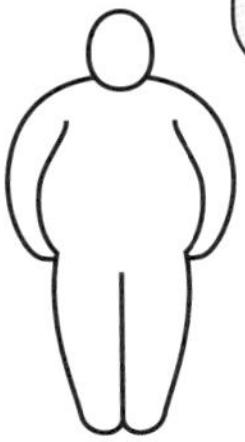

〔囤積的地方〕
- 主要在腸繫膜

【附著在腸道周圍的脂肪】

囤積在腸繫膜中、導致代謝症候群的脂肪，進而引起糖尿病、高血壓和高脂血症。

第三脂肪「異位脂肪」

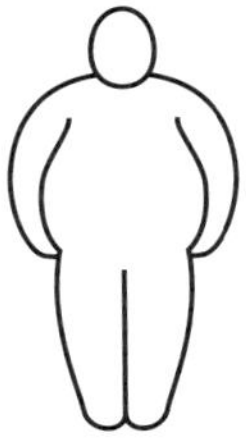

〔囤積的地方〕
- 肝臟
- 心臟
- 骨骼肌等

【囤積在器官外的脂肪】

主要附著於器官和肌肉的脂肪，是名副其實的無聲殺手，即使是體型較瘦的人也要注意。

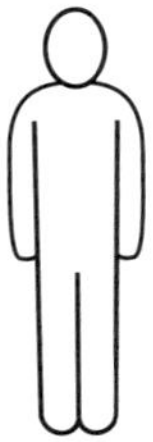

苗條的人也要注意！

的異位脂肪就會增加30%～40%。於此同時，作為糖尿病原因之一的重要指標「胰島素」，感受性也會惡化約7%[23]。

僅僅3天的油膩飲食，就能使風險增加到如此程度，太令人驚訝了。每逢尾牙季節，連續3天大吃大喝是常有的事，而這就足以讓危險的「異位脂肪」有機可乘。

近年來，透過電腦斷層掃描，就能清楚地觀察到心臟周圍的異位脂肪。只要數量增加，便會在冠狀動脈中形成斑塊，讓罹患心肌梗塞的風險也跟著提高[24]。

心臟周圍脂肪通常會隨著肥胖而增加，但有些心肌梗塞的患者明明體型偏瘦，心臟周圍的脂肪卻不少。這種情況一定要重新檢視飲食與運動，若有生活習慣病，一定要更加嚴格管控。

沉默的血管殺手——糖尿病

讓心臟功能整個陷入絕境之中的隱形殺手，就是「糖尿病」。顧名思義，這是一種讓血液中的糖分升高的疾病，且不會有任何症狀出現。

大家請看看左邊的郵票，此為1994年在神戶舉行的第15屆國際糖尿病會議的紀念郵票。郵票上描繪的是，日本歷史上最早被記錄患有糖尿病的人物「藤原道長（966～1028）」，他在平安時代擔任攝政及太政大臣，是掌握當時權力的公卿大臣。而郵票上的六角形，則象徵降低血糖的激素，也就是胰島素的結晶。

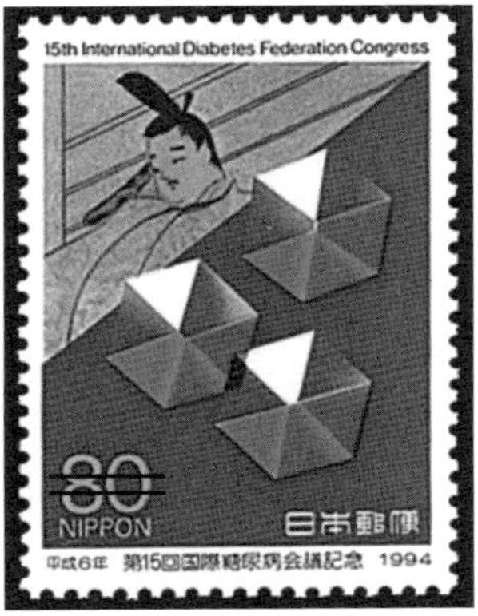

當時留下來的日記《御堂關白記》和《小右記》，詳細記載了道長的病情。裡頭

寫著「口渴，大量喝水」、「身形漸瘦」、「體力衰退」、「背後長腫瘤」、「視力喪失」等，明顯可看出是糖尿病及其併發症。此外，文中還經常提到「胸口疼痛」，推測應該也有「狹心症」。

一般來說，糖尿病的症狀包括多喝、多尿、多吃及消瘦，也就是所謂的「三多一少」。然而，只不過是血糖偏高而已，糖尿病究竟哪裡可怕呢？其令人畏懼的地方在於，從細到粗的所有血管都會受到損害。

若是細小的血管，還有可能會引發視網膜病變，導致失明，或是罹患糖尿病腎病變，讓腎臟功能衰退到需要洗腎。

腦血管阻塞會導致腦梗塞，心臟血管阻塞會引發狹心症或心肌梗塞，雙腳血流不順暢的話就會導致腳部壞死等，可怕的併發症都會出現。

此外，還有神經損傷，包括觸摸感覺的感覺神經、控制手足運動的運動神經，以及自律神經等，各種神經系統都可能會受損。

總言之，糖尿病是一種「血管神經疾病」。

及早發現尿液中的「微量白蛋白」

糖尿病，是一個藏身在「上游」的無聲殺手。

在這當中，需要特別注意的是「併發症」。特別是「糖尿病性腎病」會讓腎功能惡化，這也是需要「洗腎」的主要原因。

故在情況進入中游之前，一定要及早發現腎臟問題，並採取措施，以免情況發展到下游的血液透析，也就是洗腎。

在這裡扮演重要角色的，就是位於上游和中游之間的「微量蛋白尿

（microalbumin）」。這可以透過尿液檢查來診斷，且從尿蛋白檢測尚為陰性階段就能察覺，主要作為糖尿病導致腎臟損傷的早期發現指標。

換句話說，就算沒有自覺症狀也沒有出現尿蛋白，只要腎臟一受損，就會悄悄侵蝕我們的身體。如果能在「微量蛋白尿的階段」發現，不僅能阻止腎臟損傷的進展，甚至還能讓已經受損的腎臟恢復到正常狀態。

只不過，這種微量蛋白尿，無法透過一般廣泛使用的尿液試紙快速檢測，也不是常規健康檢查的尿檢項目。有糖尿病但尚未檢查出有蛋白尿的患者，一定要向主治醫生諮詢，並檢查尿中的微量白蛋白。

一旦發現尿中有微量白蛋白，除了要控制血糖，其他像「SGLT2抑制劑」這類的糖尿病藥物，以及經由荷爾蒙幫助腎功能的降壓藥，在保護腎臟這方面也展現出顯著效果。

早期發現、早期治療的觀念，是相當重要的。

血糖值的正確解讀方法

日本的糖尿病及其前期患者，總數已經超過2千萬人，且有逐年增加的趨勢。台灣18歲以上的糖尿病人口約220萬人，每年新增的糖尿病人數約16萬人。而全球的糖尿病患者，2021年甚至已達5億2900萬人，未來30年預計會突破兩倍，也就是增加到13億人，因此已被世界各國視為是重要疾病之一[25]。

糖尿病是一種「血糖值過高的疾病」，在做健康檢查時要特別留意血糖這個項目。空腹時的血糖值若過高，就代表可能患有糖尿病，即便空腹時血糖值正常，也不能完全排除患病的可能性。

在這裡重要的是「糖化血色素（HbA1c）」這個項目，這是反映「過去1、2個月包括餐前餐後血糖值」的抽血檢測項目。

即使空腹時血糖值正常，只要「糖化血色素」的值（基準值為6.2%）偏高，就表示飯後的血糖值可能會異常升高，而這無疑是「可能罹患糖尿病」的重要證據。通常這種情況，經常出現在「糖尿病初期」。

糖尿病在診斷時，會先抽血檢測來測量血糖值和糖化血色素。

空腹時，血糖值若高達126mg／dℓ，即屬於「糖尿病型」，低於110mg／dℓ為「正常型」，若介於110～126mg／dℓ之間，則稱為「糖尿病前期」。而非空腹時的隨機血糖值，只要超過200mg／dℓ，就會被視為是「糖尿病型」。

若因空腹時或隨時的血糖值被判定為糖尿病型，同時HbA1c也高於6.5%的話，透過抽血檢測一次，即可診斷出是否為糖尿病。

此外，如果血糖值顯示為糖尿病型，並伴有多喝、多尿、多吃及體重減輕等典型糖尿病症狀，或明顯出現視網膜病變等併發症時，只要檢查一次，也能診斷出是否為糖尿病。

另一方面，有時候光靠抽血檢測一次，是無法判斷是否罹患糖尿病。複檢時，如果血糖值和HbA1c都不屬於糖尿病型，那就會被視為是「疑似糖尿病」。儘管如此，也要認為「未來罹患糖尿病的可能性很高」而多加留意。即便血糖值屬於糖尿病前期，也算是糖尿病患的預備軍，飲食和運動一定要重新檢視，並定期抽血，以持續追蹤狀況。

HbA1c值越高，引起的併發症會越多，而且還會惡化。若HbA1c控制在6%以下，罹患與視網膜病變、腎病等與細小血管有關的併發症風險就比較低；若超過7%，罹患的風險就會攀升。

至於導致心肌梗塞和腦梗塞的大血管，即使HbA1c控制在7%以下，也不能算是安全範圍。

關鍵在這裡，想要避開罹患心肌梗塞及腦梗塞的風險，不僅得要想辦法降低「HbA1c」的數值，膽固醇和高血壓的問題也要一併處理，在管理上得更加嚴格才行。

若中游管理不善，到了下游就要面臨心肌梗塞或腦梗塞。一旦發病，更容易出現無法恢復的損傷。

腎臟若是損壞，就要進行血液透析，也就是洗腎；視力若是惡化，會導致失明；腳部血管若是堵塞，就會引發行動障礙，甚至截肢，最終可能從此臥床不起。

想要杜絕情況發展到這種地步，勢必要意識到人生這條河流，並且採取正確措施，從上游正確控制「高脂血症」、「高血壓」和「糖尿病」。

糖尿病診斷流程圖

糖尿病型：血糖值〔空腹時≧ 126 mg / dℓ、OGTT（口服葡萄糖耐量試驗）、2 小時值≧ 200 mg / dℓ、隨時≧ 200 mg / dℓ的任一〕、HbA1c ≧ 6.5%

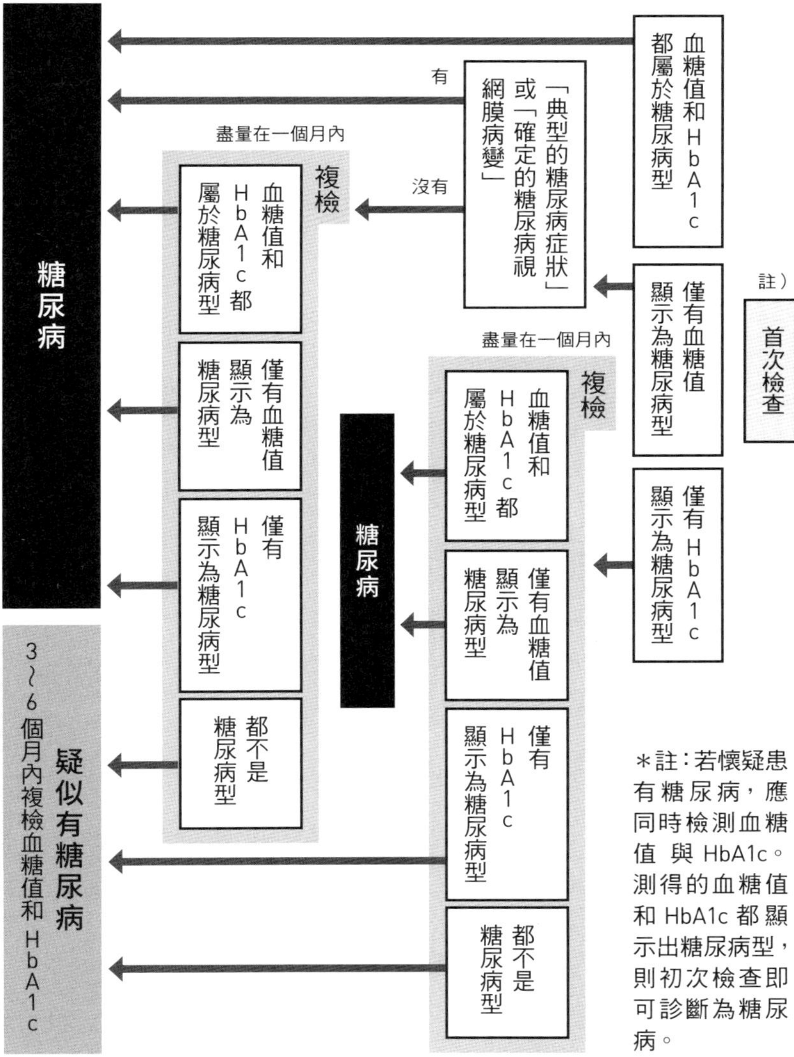

※ 來源：日本糖尿病學會：清野裕、南條輝志男、田嶼尚子等人《糖尿病分類與診斷標準委員會報告（國際標準化對應版）》糖尿病第 55 期，第 485-504 頁，2012 年，部分改編

明知有害卻難以戒除——香菸的致命誘惑

吸菸，是掠奪心臟功能的無聲殺手。

儘管現代人們幾乎不太在公共場所吞雲吐霧，吸菸者還是有一定數量，我們有必要再次解釋其所造成的不良影響。

首先，香菸中的尼古丁會使血管收縮並提高血壓，而抗焦慮作用則是會增加讓人感到幸福的血清素，以及興奮的腎上腺素，還具有刺激中樞神經系統等功能。

然而，尼古丁的效果在30分鐘內會減半，濃度下降後會出現戒斷症狀。當人們想要「再來一根」並點燃香菸時，只要5～10秒，戒斷症狀會得到舒緩，過了30分鐘之後又會想要再抽一根，數量也會逐漸增加。

尼古丁不僅會讓血壓上身，同時吸入的一氧化碳，也會立即與血液結合，妨礙氧氣輸送到全身。而在這種情況之下，呼吸和心臟會承受極大的負擔。

有人說，來根菸能讓心情平靜下來，但在心理上所獲得的短暫安定，也只不過是一時的慰藉。不僅如此，香菸中所含的化學物質光是已知的就已有4700種，未知的更是超過10萬種，當中的有害物質超過200種，就連致癌物質也超過70種。

香菸不僅會破壞基因、導致癌症，還會促使已形成的癌症繼續發展。

除了尼古丁和焦油，就連香菸煙霧也含有許多對身體有害的物質，像是油漆去除劑中的丙酮、蟻蟲殺蟲劑中的砷、電池中的鎘，以及工業溶劑中的甲苯等等一樣，都是生活上的無形毒素。

聽到這番話，很多人可能會想說「都已經抽這麼多年了，現在才戒應該來不及」而放棄。其實不然，至於理由為何，下一章將會加以說明。

Chapter

3

強化心臟的「日夜生活」規劃

晨間生活的四大建議

到目前為止，主要談論了哪些因素會對心臟的健康構成威脅。接下來，要來告訴大家如何保護自己避免威脅，以及如何增強心臟的功能。

為了防止健康從上游被沖到中游的「心臟保健日常建議」，讓我們先從打造強健心臟的「一日循環」開始吧！

沐浴在晨曦中，喚醒身體節奏

人的身體會在24小時內，跟著生理時鐘調節血壓、心跳及荷爾蒙分泌。因此，調整「就寢↓起床」這種節奏和均衡，就是整頓體內生理功能、維持健康狀態的第一步。

這種生活節奏一旦被打亂，「代謝」與「免疫功能」就會失調，進而增加罹患生活習慣病的風險，同時心臟的負擔也會增加。

早上起床後要先拉開窗簾，打開窗戶，讓外面的空氣進來，並沉浸在晨光之中。光線對生理時鐘的影響非常大，只要早上沐浴在陽光底下，生理時鐘就會進入「晨型模式」；若在傍晚以後才接觸到陽光的話，就會轉為「夜型模式」。

將身體切換到「晨型模式」，這是提高心臟功能的第一步。

喝溫開水，調理身體

睡覺時是完全不吃不喝的狀態，起床之後身體往往會處於脫水狀態，此時要補充水分，也是為了促進血液循環。

不過，冷水會讓血管和肌肉緊縮，因此建議大家喝溫開水。所謂的溫開水，是指水煮沸後再放涼的水，最適當的溫度大約是50℃左右。

只要身體變暖，肌肉和內臟便得以放鬆，各項機能就會提升，基礎代謝也會增加，如此一來，腸道的運作會變得更活躍。

此外，除了喝溫開水之外，早上也要養成上廁所的習慣。

在家測量血壓

早上起床後1小時內，坐在有靠背的椅子上，連續在上臂測量2次血壓並取其平均值。這一點相當重要，將會在第6章詳細說明。

早餐一定要吃

吃頓豐盛的早餐，對於提升心臟功能很重要。

早餐若是沒吃，身體會因能量不足而處於「飢餓狀態」，這樣在吃完午餐或晚餐之後，反而會過度儲存能量。若再加上運動不足，變成「代謝症候群」的風險就會倍增，同時還有可能併發高血壓、糖尿病及高脂血症。而動脈硬化若是繼續進展下去，最終會引起心肌梗塞或腦中風。

白天生活的六大建議

避免久坐

從事辦公室工作的人，在上班這段時間往往會久坐不動，而不用進辦公室的遠端工作者更是如此。

久坐非但無法保持正確的姿勢，還容易引起腰痛和頸部疼痛等問題。要是血液循環不良，就會慢慢出現肌肉無力，骨密度下降等現象，以及水腫及手腳冰冷等問題。嚴重時，下肢血管還會形成血栓，進而引起「經濟艙症候群」。代謝變差也會讓高血壓、糖尿病、高脂血症等生活習慣病惡化，增加罹患心血管疾病的風險。此外，壓力非常容易累積，甚至會出現抑鬱和認知功能下降等症狀[26]。

雪梨大學的「世界20個國家平日的總坐姿時間」調查指出，日本人的坐姿時間是世界最長，平均為7小時[27]。而根據台灣衛生福利部國民健康署的調查，近5成的台灣人每日平均久坐高達6小時。

這份來自澳洲的研究顯示，相較於每天坐著少於4小時的成年人，超過11小時的人死亡風險竟多出40%[28]。美國的一項研究報告也指出，每天看電視超過3小時的人，8年後的死亡風險會提高兩倍以上[29]。甚至還有研究報告證實，久坐的風險與吸菸危害不相上下。

久坐不動真的相當危險，而關鍵就是要「不斷變換姿勢」，最起碼每小時站起來走動一下，或是做個伸展操等等，盡量養成在日常生活中做些簡單運動的習慣。

日常養生，緩慢拉伸

請養成每天做伸展操的習慣，早上1次，下午1次。

多補充水分，伸展操慢慢做，盡量不要做出會讓人用力咬牙根的伸展操，以免血壓和心跳過度上升。（其具體方法，將會在下一章詳述。）

短暫午睡，強化心臟

美國哈佛大學布萊根婦女醫院（Brigham and Women's Hospital）的研究指出，午睡超過30分鐘的人，罹患代謝症候群、高血壓及心臟病的風險往往會增加■[30]。

想要打造「百年壽命」的健康，午睡時間最好不要超過30分鐘。

在此，我們推薦「超短時午睡」，也就是只睡個20～30分鐘。這麼做不僅能減輕疲勞、穩定血壓和心率，醒來之後專注力、注意力的表現也會顯著提升。

如此短暫的午睡，於1998年在美國康奈爾大學的社會心理學家詹姆斯．馬斯（James Maas）的提倡之下，被命名為「活力小睡（Power Nap）」。這是將表示午睡或打盹的英語單字「nap」與「power up」結合的詞。就連世界知名的大企業，也在辦公室裡設置小睡空間，不難看出這個習慣全球已相當普及。

根據雅典大學的安德羅尼基．納斯卡（Androniki Naska）的研究指出，每週午睡至少3次，每次30分鐘的話，非但不會影響夜間睡眠，還能讓心臟病致死風險降低37%，這無疑是提升心臟健康的重要因素■31。

「活力小睡」的原則是淺眠，不需躺平，坐在椅子上即可，而建議的時段，是中午12點～下午3點之間。

喝咖啡時，多點巧思

喝咖啡的方法，其實會影響「死亡率」。

調查顯示，每天喝3～4杯咖啡的人，與幾乎不喝咖啡的人相比，死亡率低了24%。此外，心臟病引起的死亡風險也降低36%，腦中風引起的死亡風險降低43%，肺部疾病引起的死亡風險則降低40%[32]。

而瑞典哥德堡大學的達格・特勒（Dag Thelle）研究報告，也指出「使用咖啡濾紙能降低因心臟病發作等疾病而早逝的風險」。因為咖啡上層及沉澱物所含的物質會增加壞膽固醇，而這些物質能透過濾紙來去除。

那麼，一天喝幾杯咖啡比較好呢？研究結果顯示，每天喝4杯過濾咖啡的人，死亡風險最低[33]。

依據這些研究可知，咖啡過濾後，每天喝3～4杯似乎是最好的。不過請留意，咖啡因可能會引起失眠，下午3點以後要盡量避免。

管理壓力，適度放鬆

當人們遇到不愉快的事情時，心情就會變得混亂，身體狀況也會因此變差。而上一章提到的「心血管疾病」，就是這當中最糟糕的狀況。

此外，支氣管哮喘及過度換氣症候群等呼吸系統問題，胃潰瘍和腸躁症、心因性嘔吐等消化系統問題，這些都有可能會對心臟以外的器官造成損害。

特別是人稱「第二大腦」的腸道，在所有器官當中，最容易受到壓力和精神影響。

雖然是間接性，但內分泌代謝系統也是會受到影響。尤其是飲食失調症中的暴飲暴食，就是透過吃到飽的方式來短暫體驗幸福感，以抵消因壓力而導致的憂鬱。

當然，這不僅會導致肥胖、糖尿病、高血壓、高脂血症等生活習慣病，甚至奪走心臟功能危害生命，有時還會讓人罹患厭食症。

因此，我們平時就要培養出應對壓力的方法，以防這種情況出現。而最關鍵的地方，就是「情緒的轉換」。

人類是透過自律神經及荷爾蒙的平衡，來維持心理健康。

至於情緒能否順利切換，關鍵在於「自己是否可以找得到，切換開關的契機」。

什麼樣的契機都行，試著讓自己沉浸在興趣或喜好上。若曾經有消除不安或焦慮的經驗，那麼試著回想當時的情景，並加以實行即可，甚至養成「視不自由為常態」的習慣。

總之，要盡量在壓力累積之前，找到一個紓解壓力的方法。

現在戒菸，永不嫌晚

吸菸對身體，特別是對心臟造成的巨大負擔，前面已經說明過了。但對於已經放棄戒菸且認為「現在才戒菸應該來不及吧」的癮君子，我想要告訴你們：「沒有這回事」。

因為香菸是「最容易預防的最大致死因素」。

只要一戒菸，良性效果就會立即顯現。20分鐘內血壓及心跳數會下降，在12個小時內血液中的一氧化碳數值會恢復正常，24小時內心臟病發作的風險會降低，1～2個月內咳嗽和痰會改善，3個月內心臟及血管功能會提升，1年內肺功能會好轉，2～4年內心肌梗塞的風險會降低35%，5～9年內罹患肺癌的風險會大幅下降，10～15年內得到各種疾病的風險會降至與非吸菸者相同的水準[34]。

只要越早戒菸，獲得的好處就會越多。30歲左右戒菸的話，壽命會延長10年，50歲左右的話會延長6年，60歲左右延長3年。若是在罹患狹心症和心肌梗塞後再戒菸的話，復發的風險也能降低50％。

夜間生活的五大建議

深夜用餐要注意！點心下午3點吃

深夜進食後立刻就寢的生活方式，通常隱藏著危險。餐後血糖值會上升，腸胃血流也會增加，睡魔非常容易來襲。若再加上一天的疲勞和酒精的催化，那更是會讓人舒適入眠。然而，這種舒適感超級危險！

深夜進食為什麼會危險？原因很多，其中關係最為密切的，就是建立早上起床、晚上睡覺等生活節奏的生理時鐘。

在調整生理時鐘的成分當中，有一種名為「BMAL1」的蛋白質。近年來，這種蛋白質備受關注，它能增加製造並儲存脂肪的酵素。只要BMAL1增加，脂肪就會隨之增加；只要BMAL1減少，脂肪就不容易囤積。

BMAL1在一天的生理時鐘中，通常會在下午3點下降，在晚上10點到凌晨2點之間上升，而且之間的差距超過20倍。從這個機制來看，不難看出深夜進食會增加體內脂肪，讓肥胖之路加速進行。

另一方面，下午3點吃點心是合理的，最值得推薦的是「巧克力」，因為其所含的可可多酚和GABA（γ-胺基丁酸）等成分具有抗氧化作用，能夠降低血壓，預防動脈硬化。巧克力雖然不可吃太多，不過有報導指出每週攝取約45g，是降低心血管疾病風險最有效的量[35]。

適量飲酒，維持血壓健康

適量飲酒有助於降低血壓，減少心臟病的風險，但這是有限度的。

日本厚生勞働省制定了日本國內第一個「飲酒指南草案」，明確指出可能會導致生活習慣病的飲酒量。

以「純酒精含量」為基準的話，男性每天是40g，女性則為20g。

純酒精量的計算方式是：飲用量（mℓ）×酒精度數×0.8（比重）

男性的話，中瓶啤酒兩瓶就已經是極限了。如果是葡萄酒的話為400mℓ（大約4杯），日本酒則是2合（1合＝180mℓ）。

或許有人會想「這麼少？」不過事實就是如此。罐裝或瓶裝等部分酒類容器上，通常會標示「純酒精量」，大家一定要仔細查看。

此外，日本厚生勞動省也提出了不少建議，來呼籲大家注意健康問題。例如：「掌握自己的飲酒狀況」、「事先決定飲酒的量」、「喝酒的時候中間要喝水（或氣泡水）」、「每週安排幾天無酒日」等。

確實，飲酒時只要偶而中途喝杯水，就能夠幫助身體慢慢分解及吸收酒精。而已經踏入「階段A」的人，飲酒最好適量為宜。

【估算酒類中純酒精含量的方法】

攝取量（mℓ）×酒精濃度（度數÷100）×0.8（酒精比重）

例：啤酒500mℓ（5%）的話，那就是500×0.05×0.8＝20克

例：威士忌雙份60mℓ（43%）60×0.43×0.8＝約21克

冬天泡澡的禁忌：別讓熱水澡成為危機

為了消除一天的疲勞，迎接舒適的睡眠，「泡澡」是一個非常健康的生活習慣。但是，喜歡泡澡的人有一點需要特別注意。

65歲以上在自家浴室因心肌梗塞而去世的人，是交通事故死亡人數的兩倍■[36]。這主要是「熱休克現象」所引起的，也就是從脫衣到入浴這段期間血壓急劇變化造成的。

為了預防入浴時猝死，冬天洗澡前，更衣室與浴室要事先保持溫暖。另外，入浴之前要補充一杯水分，水溫調至38～40度。要是超過42度，過熱的水就會讓體溫超過38度，如此一來，血液會變得黏稠。若血壓因血管擴張而降得過低，極有可能會引起頭暈或失去意識，相當危險。

為了驅寒而突然跳進熱水裡泡澡，也是不可取的行為。最好的方法就是先潑水，沖洗過後再進行半身浴，身體泡至胸口就好；但時間不要超過10分鐘，因為寒冷氣候泡的第一個熱水澡，在某種意義上來說是在玩命。

固定就寢時間，養成熟睡習慣

充足的睡眠，在提升心臟功能方面至關重要。接下來，我們要介紹一些可以加強睡眠品質的小秘訣。

每到放假的前一天就會想「明天應該可以睡晚一點」，並試圖將之前「沒有睡飽的部分」補回來，狠狠地睡到自然醒。

睡眠的品質變好，心臟的健康也能跟著維持，因此，需要決定一個「睡眠中間值」。

平時凌晨12點入睡，早上6點起床的人，「睡眠中間值」是3點。當我們打算今晚睡8個小時，也要保持這個3點的中間值，並在晚上11點入睡，早上7點起床。

如果因為「明天放假」而熬夜到凌晨2點，然後隔天睡到早上10點的話，這樣睡眠中間值就會變成早上6點，與平常的3點差了3個小時。

這種差異稱為「社交時差」或「社會性時差」，是打亂身體節奏的重要因素之一，還有可能引發生活習慣病，成為無聲殺手[37]。

睡覺時，一定要多加留意這個中間值，並盡量養成讓自己睡得香甜的入眠習慣。

睡前少喝水，一夜好眠

我們的身體在睡覺的這段時間，會失去超過５００㎖的水分，很容易陷入脫水狀態，人們才會認為睡前補充水分對健康有益。

這是為了防止晚上睡覺期間血液變得黏稠，但就現實來講，睡前也不可以喝太多水。

睡前喝太多水的話，水分會立即從血液經過腎臟，且囤積在膀胱裡，這樣不僅會引發尿意，半夜還會因頻尿而醒來好幾次。

睡眠若是斷斷續續，疲勞就會無法消除。冬天的話，還會因廁所溫差而引發熱休克；隔天早上，也會因為血壓上升而引起心肌梗塞或腦中風。不僅如此，半夜起身上廁所還會有跌倒骨折等風險。

晚上若要喝水，以3杯為宜，也就是洗澡前後各1杯，睡前1小時再喝1杯。另外，早上起床時是最缺乏水分的時候，一定要好好補充。半夜睡覺上廁所的次數若是超過3次，那就算是異常。

攝取水分固然重要，請根據頻尿情況及身體狀況，遵照醫師的指示，選擇一個最適合自己的飲水量以及喝水的時間。

Chapter

4

強化心臟的「伸展操」

肌肉僵硬與血管老化的關係

健康度過「百年壽命時代」的基本要素，主要靠「步行能力」和「進食能力」，也就是「腳」和「牙齒」這兩個重點。

到目前為止，一直灌輸大家秉持「上流意識」的重要性。不過，當用百年來衡量人生時，通常不會有明確的界定。

20幾歲、30幾歲當然是沒問題，只要沒有不可逆的疾病，即使超過40歲以上，仍舊屬於上游。

接下來，要介紹上游意識的維持，以及強化心臟功能的兩大要素：「行動能力」和「進食能力」。

首先，是強化心臟功能的運動。

從身體僵硬程度和血管硬度之關係的研究顯示，40歲以上的身體越是僵硬，血管越是容易僵硬，動脈硬化也會隨之加快[38]。

事實上，身體或血管僵硬的人，只要做些柔軟操或伸展操，就會變得柔軟，如此一來，血管也會跟著變軟。

這是因為在做伸展操時，體內有一種名為「NO（一氧化氮）」的物質會增加，不僅能讓血管變柔軟，還能有效降低血壓。當心臟向血管輸送血液的負擔減輕，心肺功能也會跟著提升。而且柔軟的身體，還能大幅降低跌倒和骨折的風險。

若要提升心肺功能，有氧運動必不可少。充分吸入氧氣，運動時才不至於喘不過氣，同時還能促進全身血液循環。

這樣的運動能夠促進新陳代謝，將體內多餘的脂肪與糖分排出。如果再加上一些輕度的肌力訓練，還能強化下半身。

在日常生活中加入新伸展操及有氧運動，是提升心肺功能、打造「百年壽命」體格的基礎。

接下來，將介紹幾個在家就能做的伸展操和有氧運動，藉以提升心肺功能。請大家在醫師的指導之下，根據自己的情況來鍛鍊身體。就算被診斷出有心臟病，運動療法仍然很有效。

百年人生新挑戰——破解行動障礙

相信大家最近經常耳聞「行動障礙症候群（Locomotive Syndrom，簡稱LOCOMO）」這個詞。行動障礙是日本骨科學會提出的概念，定義是「因運動系統障礙而導致行動能力下降的狀態」。「Locomotive」一詞原本是英文，意思是「移動的動力或機車」。

換句話說，「行動障礙」指的是，身體中構成運動所需的骨骼、關節、肌肉、韌帶、肌腱及神經等運動器官衰退的情況。

日本厚生勞働省進一步指出，需要照護的人當中，超過30%是由於「運動系統」的損耗問題。例如：因年老而衰弱、跌倒骨折、關節炎等。而

行動障礙檢測 —— 7 大項目

1	單腳站立時，無法穿上襪子。
2	在家裡容易跌倒或滑倒。
3	上樓需要扶手。
4	在家搬動稍重物品有困難。（例如：使用吸塵器、搬動被褥等。）
5	購買 2 公斤左右的物品，帶回家有困難。（例如：2 盒 1 公升的牛奶）
6	無法連續走 15 分鐘的路。
7	無法在紅燈亮起之前過完斑馬線。

※ 資料來源：日本骨科學會．「行動障礙症候群」預防宣導官方網站
https://locomo-joa.jp/check

需要支援的人，比例更是高達50％。（來源：《2022年（令和4年）國民生活基礎調查概況》）

「行動障礙症候群」發生的原因，與老化、骨質密度、肌肉質量下降有關，其包含：骨質疏鬆症、肌少症、退化性關節炎、握力不足、肥胖等。

根據調查發現，台灣長者9成為「行動障礙症候群」高危險群，男性患病風險為90％；女性更高達92％。（來源：台灣骨鬆肌少關節防治學會）

過去所謂「人生八十年」的時代，並未料想到這一點。如今人類已經進入「百年時代」，也讓行動障礙成為一個重大課題。

這些運動器官只要有一處出現問題，日常生活就會受到阻礙。不僅會影響身體的各個部位，還會讓生活習慣病惡化，增加心臟負擔。必須儘早發現行動障礙的徵兆，並採取預防措施。

運動器官衰退的跡象，已經列在第125頁附表中，大家一定要好好查看。只要有其中一項符合，就要懷疑是不是行動障礙。此外，即使所有項目都過關的人，如果沒有採取任何應對措施，症狀遲早也會浮現出來。絕對不可太過自信，不管幾歲，都要好好預防才行。

有沒有運動，心臟健康大不同

「如果能對年輕時的自己說句話，我會告訴他：『要保持運動！』」這句真的是名言啊！身為醫生的我，也舉雙手贊同。

運動是萬靈藥。只要服用高血壓的藥物，血壓就會下降；只要服用糖尿病的藥物，血糖值就會下降。然而，我們若能保持運動，不管是什麼問題，都能同時得到大幅改善。

世界各國的研究告訴我們，運動體能只要下降，壽命就會縮短[39]。而在我專門研究的心臟病領域中，就有報告指出，對慢性心臟衰竭的患者，每週進行2～3次的適當運動療法，大約3年內因心臟衰竭而住院的機率就能降低19％、因心臟病而死亡的機率會降低22.8％、總死亡率更是明顯下降42％[40]。

因此，在我擔任院長的大島醫院裡，只要心臟病患者的病情一穩定下來，我們就會積極地為對方推行運動療法。

運動療法當中，最有效的就是「有氧運動」。

有氧運動的英語是「aerobics」，是一種以氧氣為身體運動燃料的輕負荷運動。

在健身房激烈地揮動手腳的動作，看起來往往會讓人覺得好像會喘不過氣來，那與其說是有氧運動，到不如說是無氧運動比較貼切。

劇烈運動時，肌肉會產生一種疲勞物質叫做「乳酸」，讓我們感到疲倦。而乳酸會讓身體變成酸性，令人不自覺地呼吸急促，想把二氧化碳吐出去，試圖將身體酸鹼值恢復平衡。這就是為什麼運動時會喘氣的原因。

劇烈的運動稱為「無氧運動」，在提供肌肉能量時並不需要氧氣。因此運動時，會感到呼吸困難、血壓上升、心跳加速等，最後甚至無法再繼續運動。

「有氧運動」是在身體吸入充分氧氣的狀態之下所進行的運動，血壓和心跳數不容易上升，因而對心臟的負擔比較小，也不會感到呼吸困難，可以安全地長久持續下去。

有氧運動對於糖尿病、高脂血症、高血壓不僅有明確的效果，在預防心肌梗塞及腦梗塞方面的功效更是顯著。

有氧運動剛剛好，運動效果才會好！

為了增強心肺功能，最理想的有氧運動是「散步」。

這種運動不僅鮮少讓人受傷或發生意外，還能長期以個人的步調持續下去，改善糖尿病、高脂血症及高血壓的效果更是顯著。

剛開始可從1天走30分鐘，2天至少要走1次。如果一開始就先決定步數的話，可能會造成過度運動，進而引發腰痛或膝蓋疼痛。步數只不過是一個結果，建議先以每天走3000步為目標來開始。

當1天能毫不費力地走完3000步，步數自然就會慢慢增加，這就是「運動療法」的效果。同時也有研究結果顯示，只要我們能走得更長，壽命也會跟著延長。

運動強度只要增加，呼吸就會慢慢變得困難。那個分歧點有個專業用語，叫做AT（Anaerobics Threshold／無氧閾值／無氧臨界點）。

當意識到AT分歧點時，就是做有氧運動的關鍵。

如果是在AT範圍內運動的話，由於身體有充足的氧氣，不會對心臟造成太大的負擔，因此危險性也會比較少。

正在進行運動時，測量心跳數並不容易；但過去的研究已經證明，當運動感到吃力時，這種自覺症狀與有氧運動的上限是完全一致的。

1962年由瑞典心理學家甘納・伯格（Gunnar Borg）發展出來的評

級表，就叫作「運動自覺量表（Rating of Perceived Exertion・PRE）」，或稱「柏格氏平衡量表（Borg Scale）」，主要是用來測量運動者自身感受的疲勞程度及辛苦程度。

在運動自覺量表中，「非常輕鬆」～「非常吃力」的主觀感受數值範圍是6～20。在「輕鬆」～「有點累」範圍內進行的運動，是有氧運動的指標；「輕鬆」的感覺，差不多是「運動時還能聊天」的程度。

在「輕鬆」的範圍內持續走路，步行的距離就會逐漸變長，效果會在兩週內顯現。這時，體內不應該存在的內臟脂肪及異位脂肪，會開始慢慢減少。只要再繼續努力10週，血壓就會降低5～10㎜Hg，胰島素發揮的效果得以提升，血糖值下降，就連三酸甘油酯也會跟著減少。

當然，運動療法的效果因人而異，但只要長期且安全地持之以恆，就能得到更好的效果。

運動自覺量表：運動強度參考

自我感覺分數	
6	
7	非常輕鬆
8	
9	還算輕鬆
10	
11	輕鬆
12	
13	有點吃力
14	
15	吃力
16	
17	相當吃力
18	
19	非常吃力
20	

（11～13）這個範圍是有氧運動的指標

運動是萬能的！有氧運動的主要健康效益

①	心肺功能得到強化	⑪	預防和改善內臟脂肪及異位脂肪
②	呼吸功能提升	⑫	提升基礎代謝
③	耐力提高	⑬	預防和改善代謝症候群
④	睡眠質量提升	⑭	預防和改善動脈硬化
⑤	預防和改善高血壓	⑮	預防和改善高脂血症
⑥	預防和改善糖尿病	⑯	預防和改善慢性腎臟病
⑦	預防和改善心臟衰竭	⑰	預防和改善焦慮及憂鬱症
⑧	預防和改善腦中風	⑱	預防和改善骨質疏鬆症及行動障礙
⑨	延長健康壽命	⑲	預防及延緩認知障礙
⑩	延長壽命	⑳	預防癌症（大腸癌、乳癌、子宮內膜癌、肝癌、胰臟癌、胃癌等）

【輕鬆動①】長壽肌力訓練

想要強化心肺功能，就要持續進行有氧運動。

不過，這麼棒的有氧運動有以下幾個缺點——

①不太容易增強肌力。

②訓練所需的時間較長。

③在家可以進行的訓練不多。

其中最讓人在意的是「不太容易增強肌力」。

想要迎接快樂的百歲人生，保持不可或缺的「行動能力」，勢必要具備足夠的「肌力」才行。

接下來，要為大家介紹幾個，能夠預防行動障礙症候群的最佳「輕度肌力訓練」。

簡單的肌力訓練，專業上稱為「低強度阻力運動」。阻力運動，是指反覆對肌肉施加阻力，也就是抵抗的動作，像是深蹲、伏地挺身、使用啞鈴的體操等運動。針對想要增加肌肉的部位，重複進行5～10次的抵抗動作，並在不過度勉強的範圍內完3～5組。

一般來說，承受負荷而疲勞的肌肉，通常需要時間恢復。因此，阻力運動一開始不

初學者也沒問題！居家肌力訓練 —— 桌邊深蹲

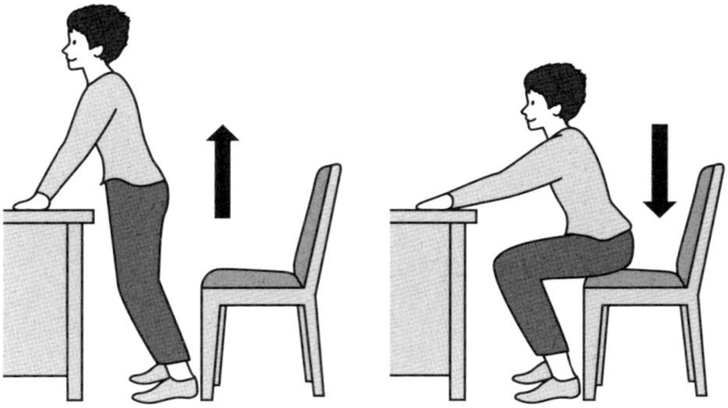

想要開始預防「行動障礙症候群」，這是最適當的「輕度肌力訓練」。只要將雙手放在桌上，就能隨時起身運動，安全又有效。剛開始先以 5 ～ 10 次為一組，每天進行 3 ～ 5 組，是為了保持行走能力而鍛鍊大腿的運動。

需要每天進行，大約每隔2～3天做1次，每週做2～3次，之後再慢慢增加次數即可。

對於正在治療高血壓、腰痛及膝痛的人，首先要好好管理居家血壓，在與主治醫師商量之後，再開始做低強度阻力運動。

【輕鬆動②】抖腳甩腿，強身健體

在做肌力訓練時一定要注意安全，避免受傷，這樣才能持續一輩子。鍛鍊肌肉固然重要，但早上剛起床的肌肉和血管其實還很緊繃，在這種情況之下絕對不可貿然鍛鍊。

早晨的廣播體操雖然不錯，但對於高齡者來說，如果有不少需要跳躍的動作，即使是為了訓練下半身，也會加重膝蓋及腰部的負擔。

早上能做一些簡單的「伸展操」是最合適的。

僵硬的肌肉突然拉伸的話，可能會導致撕裂或拉傷。心臟和血管也是一樣，變硬的血管在血壓突然升高時，內皮會受損，進而引發心肌梗塞或腦中風。

因此，當我們在做伸展操時，可以想像是要讓血管和肌肉變軟，以減輕心臟和心肌送出血液的負荷。

下一頁將介紹延長心臟壽命的全身伸展運動，都是早上起床後能輕輕活動四肢，讓肌肉和血管變得柔軟的運動。

這種情況就好比汲取井水，為了讓流到雙腳的血液回升，除了依靠心臟的力量之外，腳部特別是小腿的肌肉，也扮演了重要的角色。散步和高爾夫之所以對提升心肺功能有幫助，原因就在於此。

超簡單！放鬆肌肉和血管，提升心肺功能！

坐享全身舒展操

有研究報告指出，「伸展操」對於降低血壓的效果比走路更好。其實只要好好伸展肌肉，全身血管就能更加順暢，跌倒、骨折的風險也會降低，還能增強心肺功能。對於達到百年壽命的效果，可說是相當顯著。

接下來，要介紹幾個不分年齡，只需坐著就能進行的伸展筋骨運動。

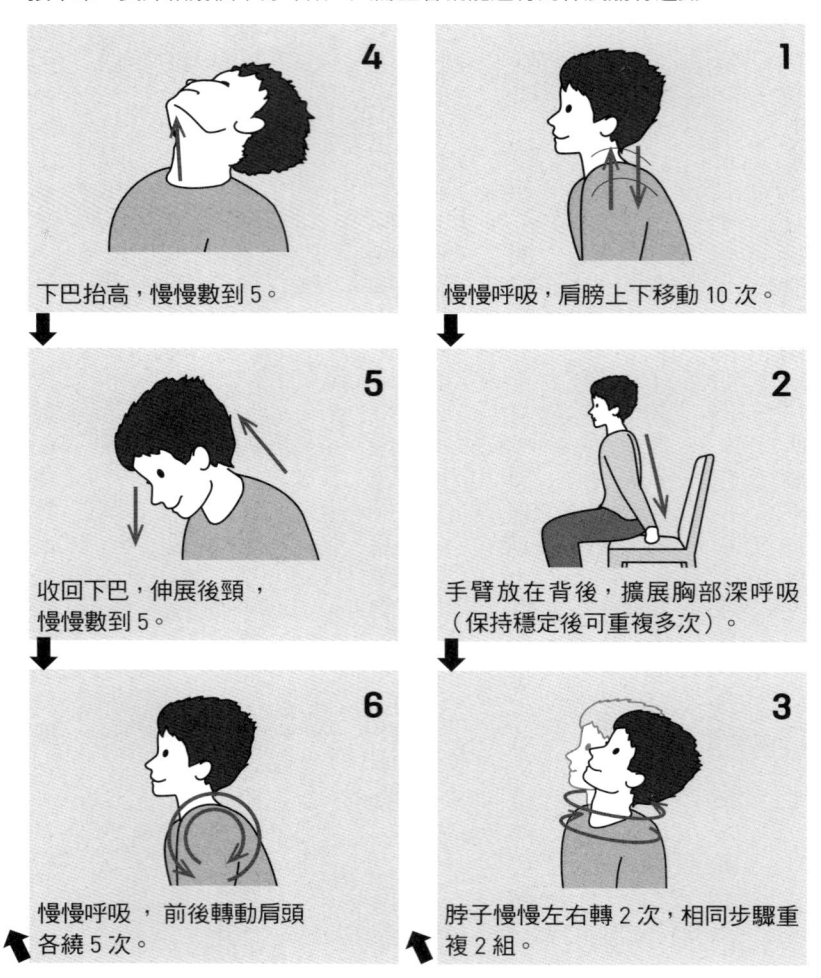

1

慢慢呼吸，肩膀上下移動 10 次。

2

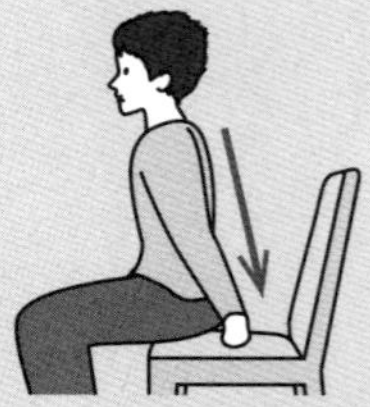

手臂放在背後，擴展胸部深呼吸（保持穩定後可重複多次）。

3

脖子慢慢左右轉 2 次，相同步驟重複 2 組。

4

下巴抬高，慢慢數到 5。

5

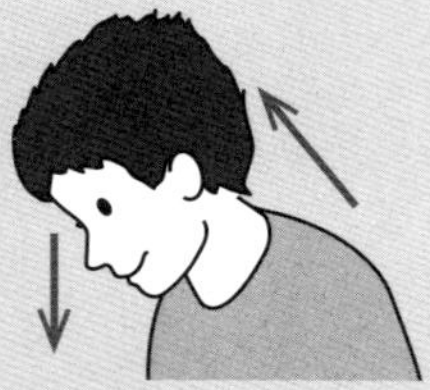

收回下巴，伸展後頸，慢慢數到 5。

6

慢慢呼吸，前後轉動肩頭各繞 5 次。

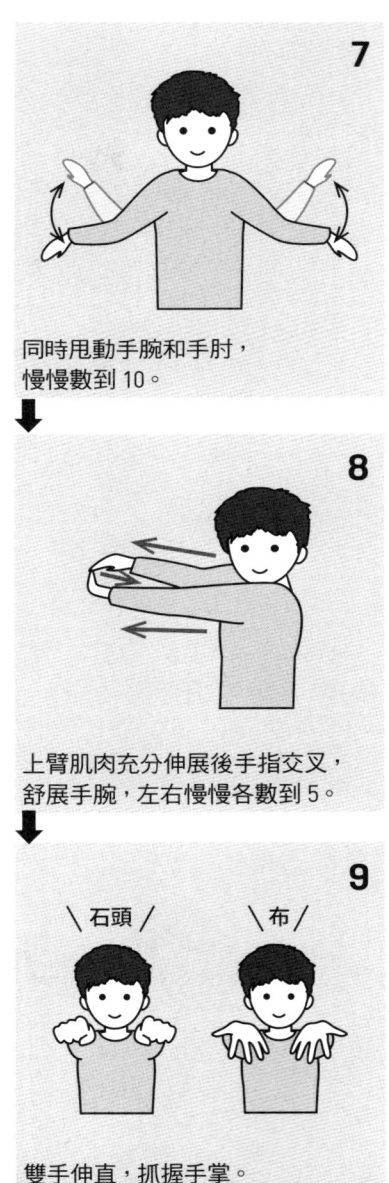

7

同時甩動手腕和手肘，
慢慢數到 10。

8

上臂肌肉充分伸展後手指交叉，
舒展手腕，左右慢慢各數到 5。

9

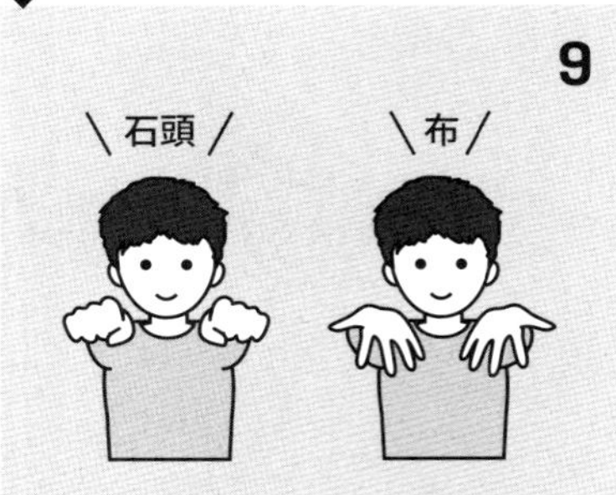

雙手伸直，抓握手掌。
手背向上向下各 10 次。

10

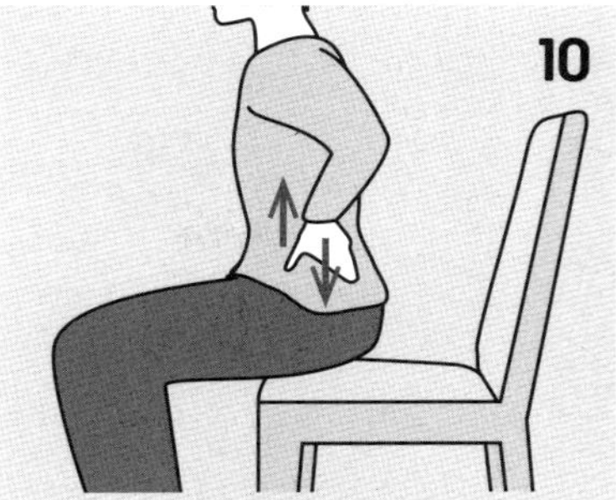

掌心上下搓揉腰部肌肉，使其放
鬆，左右同時各做 10 次。

11

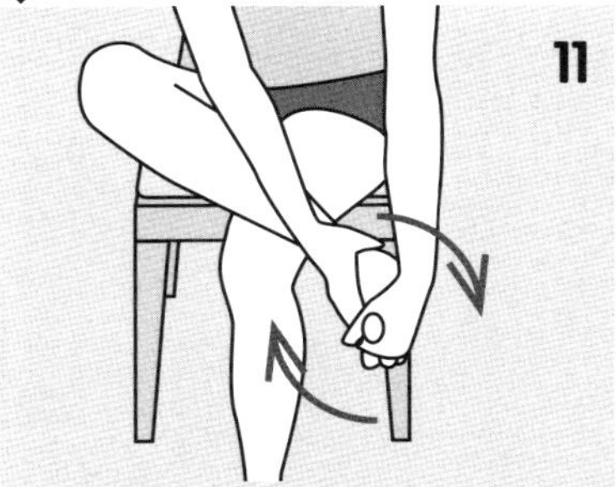

轉動腳踝，左右腳向前向後
各轉 10 次。

12

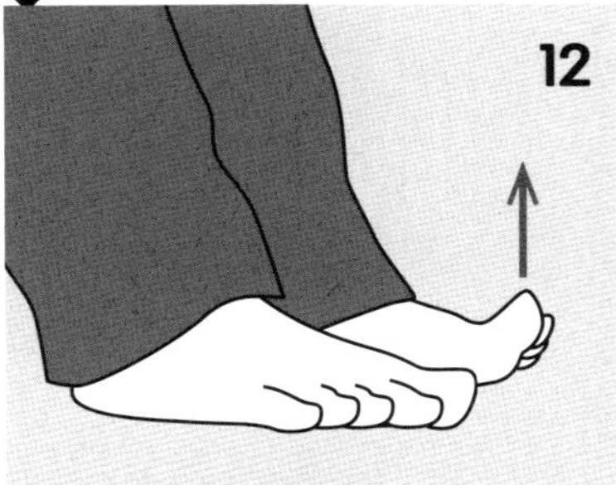

腳底不要浮起，僅腳趾頭左右交替
上下各 10 次，伸展末梢血管。

13

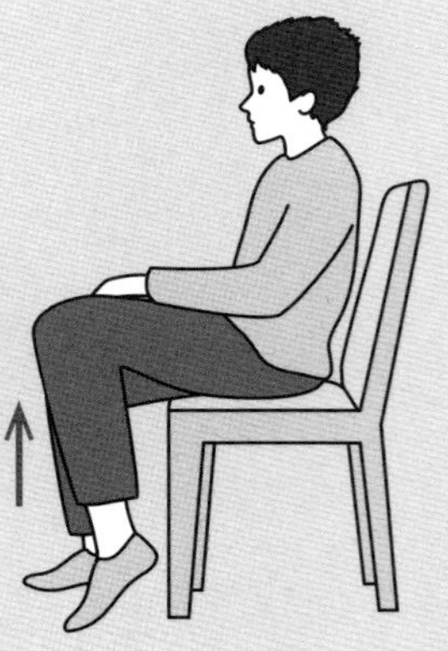

踮起腳尖，上下活動。單腳各做 10 次，再雙腳同時上下 10 次。

14

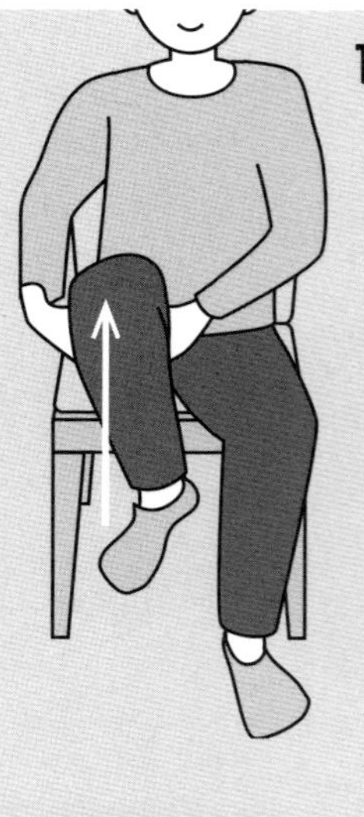

左右雙腳各抬 10 次。
（困難的話，可用手輔助）

15

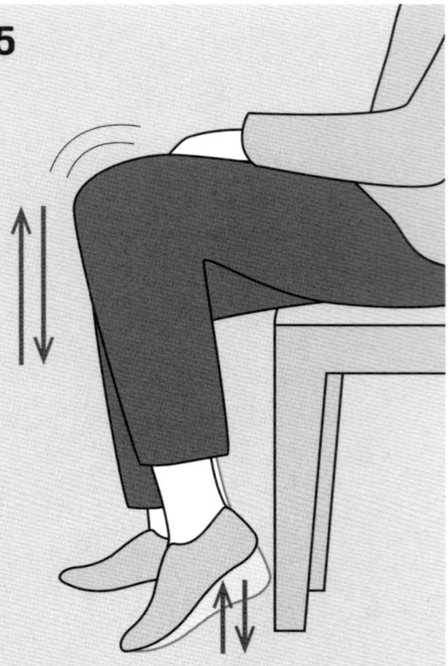

健康抖腳，提升心肺功能！

運用健康抖腳，來放鬆血管和肌肉。立起腳尖後，小幅度上下移動，同時慢慢數到 10。

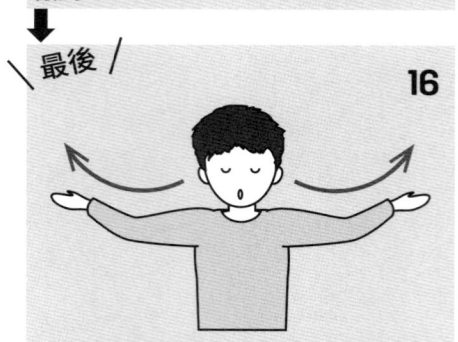

＼最後／

16

掌心向上，大大地張開雙臂與胸部，並深呼吸，直到平靜為止。

只要肌肉增加，新陳代謝就會跟著提升，吃得多也不容易變胖，堪稱一舉兩得。

事實上，不論是日本或是台灣，「抖腳」都是失禮的舉動。不過，英國有一份針對1萬2千人所進行的研究報告指出，抖腳不但能改善腿部的水腫，還能預防經濟艙症候群及退化性髖關節炎，甚至可以降低死亡風險■41。

小腿被譽為「第二心臟」或「下半身的心臟」。所謂的「男抖窮」其實是「健康抖」，所以建議大家一定把抖腳當作運動好好地執行。

運動強度的判斷——「代謝當量」完整解析

運動強度的指標，有一個單位叫做「代謝當量（METs／Metabolic Equivalents）」。這是以身體攝取及消耗的氧氣量為基準，將安靜休息的狀態定義為「1 MET」並加以數值化而來的。

「代謝當量／METs」是用來表示身體活動強度的單位，在國際上相當普遍，可以估算身體活動時的氧氣消耗量，相當於安靜時的幾倍。

例如：靜坐時的氧氣消耗量為「1 MET」，那麼消耗兩倍氧氣的身體活動就是「2 METs」，三倍的話是「3 METs」。

METs值×運動時間（小時）＝運動量

為了促進健康，18～64歲的成年人每週累積的運動量，應該要達到「23 METs」■[40]。

假設，我們每天遛狗或散步1個小時（3METs），7週（7天）就能完成21個運動量。如果週末再做相當於2個運動量的運動或日常活動，那就可以超過標準。以打網球（7METs）為例，30分鐘就會超過3個運動量，這麼做可以說是非常健康。

建議65歲以上的人，每週總共進行15個運動量，並且每天進行40分鐘以上的步行（3METs），或等同以上的身體活動。

把自己今天進行的活動和運動數值化之後，就能訂立目標，這樣追求「健康」的動力也會提升的。

而這裡所說的「健康」，等同於血壓、膽固醇、三酸甘油酯及血糖值等逐漸改善。也就是說，這麼做能夠直接強化心肺功能。

主要運動及身體活動的代謝當量（METs）數值一覽表

代謝當量（METs）	活動內容	相當於 1 個運動量的時間
3.0	固定式腳踏車（50 瓦，俗稱飛輪），非常輕微的活動、舉重訓練（輕度、中度）、保齡球、飛盤、排球	20 分鐘
3.5	體操（在家進行的輕度和中度）、高爾夫（使用球車，不含等待時間）	18 分鐘
3.8	稍快的步行（平地、稍快＝ 94m / 分鐘）	16 分鐘
4.0	快步走（平地．約 95 ～ 100m / 分鐘）、水中運動、水上柔軟體操、乒乓球、太極拳、水中有氧運動、水中體操	16 分鐘
4.5	羽毛球、高爾夫（自帶球桿，不含等待時間）	15 分鐘
4.8	芭蕾（現代、扭腰舞、爵士舞、踢踏舞）	13 分鐘
5.0	壘球或棒球、兒童遊戲（跳石、躲避球、遊戲器具、彈珠等）、相當快的步行（平地．快速約 107m / 分鐘）	12 分鐘
5.5	固定式腳踏車（50 瓦，俗稱飛輪），輕微活動	11 分鐘
6.0	重量訓練（高強度、力量舉重、健美）、美容體操、爵士舞、有氧步行跑步組合（跑步少於 10 分鐘）、籃球、游泳（慢速泳姿）	10 分鐘
6.5	有氧運動	9 分鐘
7.0	慢跑、足球、網球、游泳（仰式）、溜冰、滑雪	9 分鐘
7.5	登山（約負重 1 ～ 2 公斤）	8 分鐘
8.0	騎車（約 20 公里 / 時）、跑步（134m / 分鐘）、游泳（自由式．慢速．約 45m / 分鐘）、輕至中強度	8 分鐘
10.0	跑步（161m / 分鐘）、柔道、柔術、空手道、踢拳道、跆拳道、橄欖球、游泳（蛙式）	6 分鐘
11.0	游泳（蝶式、自由式．快速．約 70m / 分鐘）、活躍性活動	5 分鐘
15.0	跑步（爬樓梯）	4 分鐘

※ 每個數值僅反映活動期間，不包括休息等時間。例如：使用球車的高爾夫球，若 4 小時內有 2 小時在等待的話，那麼運動量就是「3.5METs×2 小時 =7METs．小時」。（來源：厚生勞働省健康局）

與壽命成正比的步行距離

在心臟專業領域中，有「6分鐘步行」和「最大攝氧量」這兩個概念。最大攝氧量，是指身體所能吸收的最大氧氣量。

「6分鐘步行」是由加拿大醫師戈登・蓋亞特（Gordon Guyatt）於1985年提出，主要評估慢性心臟衰竭之運動耐受能力（能承受多少運動量），並於2002年被美國胸部學會正式納入指導方針。

這是評估運動能力的方法，在30公尺的平坦直線賽道上，參加者必須在6分鐘內盡可能迅速來回行走，並從行走的距離來評估其運動能力。

下一頁上方的圖表顯示，慢性心衰竭患者在6分鐘內，行走的距離與最大氧氣攝取量之間的關係；下方的圖表則顯示了最大攝氧量與存活率之間的關係。可步行較長距離的人，最大攝氧量較高，而可步行距離較短的

6 分鐘內可步行距離與最大攝氧量的關係

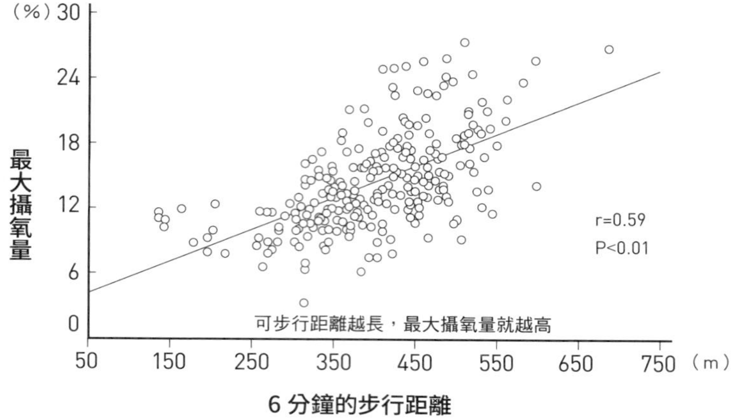

C Opasich,et al.Six-minute walking performance in patients with moderate-to-severe heart failure; is it a useful indicator in clinical practice?.Eur Heart J.2001 ;22(6):488-96.

最大攝氧量與心臟衰竭患者的預後*

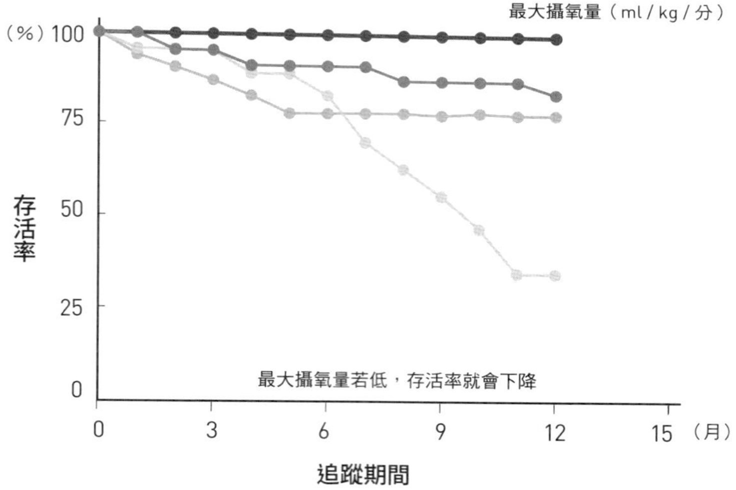

DM Mancini,et al.Value of peak exercise oxygen consumption for optimal timing of cardiac transplantation in ambulatory patients with heart failure. Circulation. 1991 ; 83(3):778-86.

＊ 注：預後（Prognosis）醫學名詞，是指根據病人當前狀況，來推估未來經過治療後可能的結果。

人則較低。此外，我們還可以看出最大攝氧量若低，存活率就會下降。

有份研究報告指出，接受運動療法的心臟衰竭患者，因心臟病發作而死亡的機率，大約3年內會比沒有接受運動療法的病患低22.8％，就連總死亡率也會降低42％[43]。

只要走路，壽命就會拉到這麼長。簡單來說，就是「走得越遠，活得越久」。不過，很多人會說「可是我已經老了。」

世界權威級的醫學期刊，發表了一篇非常有趣的研究論文——那就是「運動即使從中高年開始也不算晚」。此研究以40～79歲的人為調查對象。結果顯示，即使是有心血管疾病或癌症病史的中高年人，只要增加運動量，死亡風險就會減少，壽命更是顯著延長[44]。

此項研究結果也告訴我們一件事——運動永遠不嫌晚。既然如此，那就從今天開始運動吧！

Chapter 5

強化心臟的「飲食方法」

快樂百歲的飲食智慧

相信大家已經知道，能否健康度過百年壽命時代，其中「飲食能力」影響甚大。

這裡所說的「能力」，是指「口腔內部的活動程度」。以往並未受到太多關注，今日在高齡者醫療領域中，已成為非常重要的議題。

各位讀者是否聽過「Frailty」這個詞呢？直譯的話是指「虛弱、脆弱、衰弱」，而在台灣醫學界中稱為「衰弱症」。

簡單來說，衰弱症是介於健康與失能之間的過渡期。雖然仍有恢復的可能，但若未及時介入，就會快速惡化，最終可能導致生活無法自理，需要他人長期照護。

換句話說，衰弱症並非不可挽回的下游階段，反而可視為「上游」的一個關鍵時刻唯有及時應對，才能避免問題逐漸惡化。

衰弱症包括了「身體的虛弱」、「心理和認知的虛弱」以及「社交（人際關係）的虛弱」這三方面。

身體變得虛弱時，會有一些徵兆，像是感到肌力衰退，或者體重減輕。

口腔衰弱的風險檢查

項　　目	是	否
與半年前相比，發現硬的食物變得比較難咬	2 分	0 分
有時喝茶或喝湯會嗆到	2 分	0 分
使用假牙	2 分	0 分
覺得口乾舌燥	1 分	0 分
外出次數與半年前相比變少了	1 分	0 分
能咀嚼像魷魚絲、醃蘿蔔之類硬食物	0 分	1 分
每天刷牙至少 2 次	0 分	1 分
一年至少會去 1 次牙科	0 分	1 分

※ 回答「是」或「否」之後，再計算總分

※ ● 4 分以上＝高風險的口腔衰弱 ● 3 分以上＝有口腔衰弱的風險

※ 出處：東京大學高齡者綜合研究機構

事實上，這也可能是生活習慣病或心血管疾病所引起的。

接下來，要來談談最近備受關注的「口腔衰弱（oral frailty）」。

「oral」是口頭或口腔，而「口腔衰弱」指得就是「口部功能衰退」。

口腔功能若是下降，就會難以攝取足夠的食物，進而導致營養狀態惡化，威脅身心健康。

口腔的功能，可分為下列三個階段：

①將食物放進嘴裡〔捕食〕。

②將口中的食物咬碎，並與唾液混合〔咀嚼〕。

③吞下咀嚼過的食物，使其從食道進入胃裡〔吞嚥〕。

此外，〔觸覺（口感）〕和〔味覺〕也是重要因素。

只要這些功能有任何一項稍感不適，就要立即向醫療機構諮詢。除了刷牙、多加漱口，保持口腔清潔之外，醫師應該還會給予適當建議，讓患者知道如何應對口腔衰弱。

口腔功能在強化心臟健康的飲食當中，是必備的重要條件。

吃出健康的心臟

「能不能保持健康」、「會不會生病」這個分岔路口，很多時候都是取決於「飲食」。不用說，支撐我們生命的3條冠狀動脈，也會因每天的飲食而變得強壯或虛弱。

首先，大家應該已經知道攝取過多鹽分對身體有害。尤其是「鹽會導致血壓上升」這一點，長久以來許多研究都已明確證實。

鹽對心臟而言，是最大的「敵人」。

在另一方面，食鹽（氯化鈉）也是人體不可或缺的成分。問題在於，分量與其他成分的平衡。

那麼在日常生活中，一天最多可以攝取多少鹽分呢？

日本成人每日鹽分攝取目標為男性少於7.5g，女性少於6.5g。而台灣衛生署則建議，每日鈉攝取量應少於

外食菜單中大約的鹽分含量

天婦羅蕎麥麵	約 5 g
鹽烤鮭魚（80g）	約 6.5 g
豬排蓋飯	約 4 g
握壽司	約 4 g
味噌拉麵	約 6 g
薑燒豬肉	約 1.5 g
味噌煮鯖魚	約 1.5 g

2400mg，相當於約6g鹽。

對於有高血壓的人，則要嚴格控制，將每日攝取量控制在6g以下，就能有效降低血壓，確實預防腦血管及心血管疾病■[45]。

順帶一提，成人每日所需的鹽分，只要1.5g即可■[46]。

事實上，現狀卻顯示不論是日本或台灣，每人平均攝取的鹽分，高達11～12g，想要降低到目標數字，還需要減少將近40%才行。

食鹽7.5g相當於一大匙。

或許你會想「我沒有吃那麼多啊」，但加工食品及外食通常含有大量的鹽分，因此一天吃的東西累積下來，已經攝取了不少。

平衡鹽分的營養素

對於擔心攝取過多鹽分，而導致血壓上升的人來說，鉀是不可或缺的營養素。

鉀可以與鈉一起調節細胞的滲透壓，並且傳遞神經訊息，以確保心臟和肌肉正常運作。此外，還能透過汗液及尿液，將多餘的鈉排出體外，具有降低血壓的效果。

換句話說，鉀就像是鹽分的監視者，對血壓偏高的人來說，是不可或缺的重要成分。

降低血壓除了控制鹽分的攝取，增加鉀的攝取量也很重要，而這個營養素主要存於豆類、蔬菜和水果之中。

在腎功能正常的情況下，除非特地補充保健食品，否則過量攝取鉀的風險並不高，因此在攝取量方面並未設定上限[46]。

WHO（世界衛生組織）的指導方針，也建議增加食物中的鉀攝取量，以降低成人罹患高血壓、心血管疾病和腦中風的風險[47]。

不過，腎功能低下的人，或是因心臟衰竭而服用保鉀利尿劑，以及服用某些降血壓藥物的人，如果攝取過多的鉀，就有可能會導致血液中的鉀濃

鉀含量豐富的食材

飲料	每 100g 中的鉀含量	蔬菜	每 100g 中的鉀含量
玉露茶	340 mg	荷蘭芹	1000 mg
蔬菜	260 mg	小芋頭	640 mg
柳橙汁	180 mg	大豆	570 mg
牛奶	150 mg	菠菜	490 mg
紅酒	110 mg	毛豆	490 mg
		其他	**每 100g 中的鉀含量**
		納豆	660 mg

度異常升高，進而引發危險的心律不整。故攝取之前，請務必要先向主治醫師諮詢。

哪種食物有問題？飽和脂肪酸和不飽和脂肪酸

和鹽分一樣對心臟健康有害的敵人，就是「膽固醇」。

當膽固醇這種脂質在血液中毫不必要地增加時，就會附著在血管內壁，引起動脈硬化，進而導致心肌梗塞或腦梗塞。

壞膽固醇是罪魁禍首，而好膽固醇則有助於降低過多的壞膽固醇。

膽固醇大約有八成不是來自食物，而是在體內合成的，與此關係密切的，就是「脂肪酸」。

而脂肪的主要成分，也就是脂肪酸，其分別存在於動物性脂肪中含量較多的「飽和脂肪酸」，以及魚類和植物性油脂裡含量較豐富的「不飽和脂肪酸」。

「飽和脂肪酸」若是過量攝取，即使沒有食用含大量膽固醇的食物，體內的壞膽固醇也會增加。

「不飽和脂肪酸」則含有許多種能夠抑制壞膽固醇的成分，在這當中「Omega-3系統」的脂肪酸，已經被證實可以顯著降低心血管疾病的風險。

此外，高膽固醇的食物，包含肉的脂肪部分、培根、魚卵（如鱈魚卵、鮭魚卵）、牛奶與奶油等乳製品，以及肝臟和內臟，而蛋黃更是膽固醇的聚集體。含有大量膽固醇的食材，通常也含有「飽和脂肪酸」。

雞蛋爭論塵埃落定！究竟能吃幾顆蛋？

「一天最多1～2顆蛋」曾經是許多人認知的基本常識，但日本厚生勞働省卻在2015年取消了這個膽固醇來源的攝取上限，變成「想吃多少蛋，就吃多少」。

其原因之一，是相較於體內自行生成的膽固醇量，這些吃下肚的蛋所帶來的膽固醇，並沒有科學根據顯示會對人體產生嚴重的影響。

那麼就實際來講，蛋真的沒問題嗎？

根據美國研究顯示，膽固醇或蛋（鷄蛋）的攝取量增加，與心血管疾病的發病及死亡風險相關，而且攝取的量越多，風險就會越高[48]。

糖尿病患者若是攝取過多的蛋，會增加罹患狹心症或心肌梗塞的風險，死亡的機率也會上升[49]。

降低膽固醇的飲食生活與食材

① 控制攝取的熱量。
② 避免攝取過多脂肪。
③ 避免過量攝取含有
高膽固醇的食材。

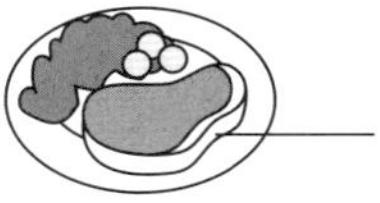

雞蛋　肝臟　明太子　鮭魚卵

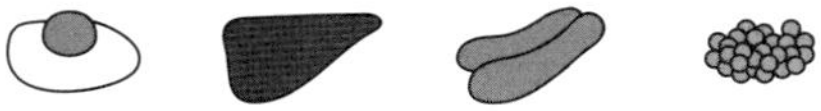

膳食纖維　在水溶性與非水溶性兩種膳食纖維當中，水溶性具有降低壞膽固醇的作用。

【黃綠色蔬菜】
青花菜、菠菜、南瓜、胡蘿蔔、秋葵 、黃麻（台灣綱麻）等。

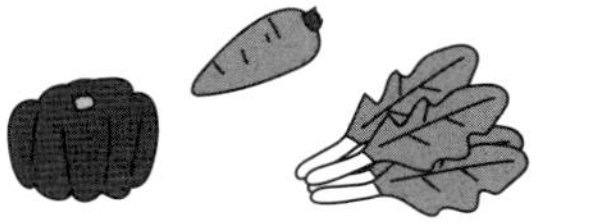

【水果類】
蘋果、香蕉、草莓、奇異果 、 柿子等。

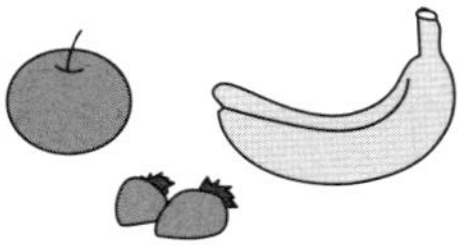

【豆類與穀物】
大豆、納豆、豆腐、糙米 、 麥飯、胚芽米、黑麥麵包等。

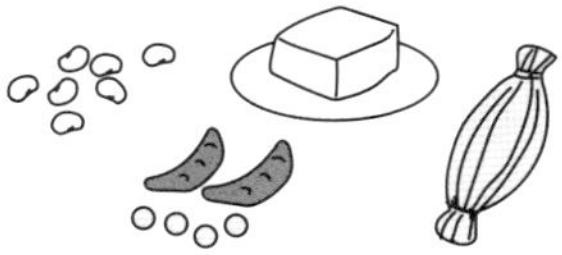

【海藻類】
海藻、昆布、羊栖菜（鹿尾菜、羊棲菜）等。

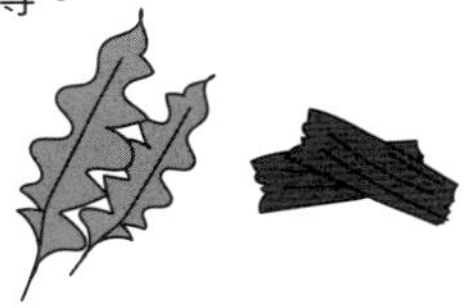

乳酸菌
具有結合膽固醇，並促進排泄的功能。

【含量豐富的食材】
優格、起司、泡菜、糠漬醬菜等。

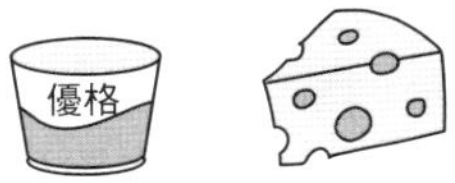

二十碳五烯酸（EPA）
不飽和脂肪酸中的 EPA，具有改善脂質的效果。

【青魚】
沙丁魚、竹筴魚 、鯖魚（青花魚）、秋刀魚等。

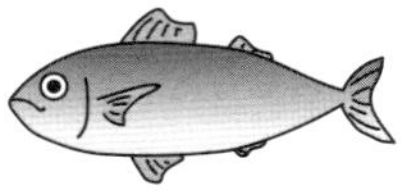

事實上，科學上已經證實「膽固醇的攝取量，對於血脂的影響有個體差異」，也有報告指出「即使攝取蛋，壞膽固醇（LDL）也沒有因此而增加」■50。

總結來說，為了預防「脂質異常重症化」，每天攝取的膽固醇應該要低於200mg，「即使是LDL（壞膽固醇）原本就不高的人，也要盡量少攝取的膽固醇」。（來源：日本人飲食攝取基準／日本厚生勞働省）

不過，1顆蛋的膽固醇約250mg，而日本厚生勞働省建議的每日適量攝取量是200mg以下，這樣只要吃一顆蛋豈不是就會超標？

就事實來講，吃下去的膽固醇在體內並不會大量增生。被診斷出膽固醇過高的人，通常是「體內生成的膽固醇無法取得平衡」。

雖說攝取的上限取消，但飲食方面還是要節制。

由此可見，現代是一個因攝取過多營養而生病的時代。

調整脂肪酸，強健心臟

脂肪又分為會凝固的脂與不會凝固的油；在常溫下會凝固的脂是「飽和脂肪酸」，不會凝固的油是「不飽和脂肪酸」。簡單來說，兩者的差別就在於此。

舉例來說，剩下的肉類菜餚，若是放在保存容器或盤裡一段時間，或置於冰箱裡冷藏的話，就會出現像豬油般的白色黏膩物質，這就是所謂的「凝固的脂＝飽和脂肪酸」。

另一方面，打開鯖魚罐頭時，會有液體的油流出，這就是「不會凝固的油＝不飽和脂肪酸」。

在常溫底下呈現出固態狀態的脂肪，稱為「脂（fat）」，而呈現液態狀態則稱為「油（oil）」。

飽和脂肪酸主要存在於乳製品、肉類等動物性脂肪中，包括肥肉、雞皮、牛奶、奶油、瑪琪琳、豬油、鮮奶油，以及棕櫚油等植物油脂。

棕櫚油是加工食品的原料，但實際上不會標明為棕櫚油，而是標記為「植物油脂」，通常用在巧克力、洋芋片、冰淇淋及其他零食等各種加工食品。除了食品之外，清潔劑、化妝品和牙膏等物品也能派上用場。

飽和脂肪酸攝取過量，會增加罹患心肌梗塞的風險，但攝取過少又會提高腦中風的機率，因此適量攝取十分重要■[51]。

若想預防狹心症和心肌梗塞，總熱量的攝取量要適當，以「多元不飽

和脂肪酸」來取代「飽和脂肪酸」。（來源：動脈硬化性疾病預防指南／日本動脈硬化學會）

雖然目前尚無確切的科學證據，能確定飽和脂肪酸的理想攝取量，不過依照《日本人飲食攝取基準》建議，為了維持健康，飽和脂肪酸的攝取量，最好控制在總熱量攝取量的7％以下。只不過，根據日本《國民健康營養調查報告》顯示，20歲以上的民眾「飽和脂肪酸」攝取量高達8.4％，實際攝取量明顯超出建議量。

因此，要設法去除肉類的脂肪部分，將牛奶等乳製品改為「低脂肪」，盡量不要攝取過多的「飽和脂肪酸」。

不飽和脂肪酸在體內無法自行生成，必須從飲食中攝取，這就是所謂的「必需脂肪酸（Essential fatty acid，EFA）」。

不飽和脂肪酸又分為「單元」和「多元」，兩者都有「減少壞膽固醇」和「增加好膽固醇」的效果。

其中，「單元不飽和脂肪酸（MUFA）」的代表性食物為「橄欖油」。這也是在我們的飲食生活中，相當熟悉的食材，在醫學上，更是備受肯定且有益人體的食物之一。

另一方面，「多元不飽和脂肪酸（PUFA）」可進一步分為兩種——

「Omega-3」，包含了EPA（二十碳五烯酸）和DHA（二十二碳六烯酸），是人人皆知的健康油。青魚、亞麻籽油、荏胡麻油等食材皆含有其成分，能有效降低三酸甘油酯的指數，預防動脈硬化。

「Omega-6」，包含了亞油酸（Linoleic Acid，LA）和花生四烯酸（Arachidonic Acid，AA）。亞油酸主要存於大豆油和芝麻油中，花生四烯酸則大量含於蛋黃及豬肝內。由於「Omega-6」是必需脂肪酸，得透過飲食來攝取，但過量攝取會損害血管，減少好膽固醇，讓動脈硬化加劇，故攝取時要特別注意。

因此，建議大家多積極攝取「Omega-3」，盡可能不要過度攝取「Omega-6」。

Omega-3和Omega-6的理想比例

在超市看到的沙拉油、芝麻油、紅花籽油、玉米油以及美乃滋等，這些日常生活中常用的食用油，所含的大多數都是「Omega-6」。要是有個不小心，就會食用過多。

「Omega-3」和「Omega-6」的理想攝取比例為1比2。

相當於每天三餐中，有兩餐要包含魚類。不過，現代食肉量大增，魚類的攝取量顯著減少；建議要多吃魚，才能保有活到百歲的健康心臟。肉類不僅含有大量的「Omega-6」，烹調時使用的食用油也含有相同成分，可見一天的飲食所攝取到的「Omega-6」，不僅會過量，還會導致飲食失衡。

特別是在年輕人非常不規律的飲食習慣當中，「Omega-3」與「Omega-6」的比例，往往達到1比10，有時還高達1比50。

當「Omega-3」與「Omega-6」的平衡被打破，比例超過了1比2的話，因心臟病而致死的風險就會急劇增加■[52]。

台灣食品藥物管理局（FDA）建議每日攝取的「Omega-3」不要超過2g。而《日本人飲食攝取基準（日本厚生勞働省）》中規定如下：女性（18歲以上）為1.62～1.99g／天（孕婦1.48g／天，哺乳期婦女1.81g／天），男性（18歲以上）為1.92～2.33g／天，大約是1茶匙的量。

美國心臟協會經過總結提出，應將含有大量飽和脂肪酸（即壞脂肪）的食材，替換成單元不飽和脂肪酸（橄欖油）或多元不飽和脂肪酸中的「Omega-3」（EPA／富含於青魚中）。

簡單來說，要去除肉類的脂肪和皮，並且選擇脂肪較少的部分。乳製品選擇低脂肪，烹調時使用橄欖油，同時還要多攝取魚類。

延長生命的秘密武器——EPA

鯖魚罐頭相當有益健康，這全是因為含有豐富的「EPA（二十碳五烯酸）」。

ＥＰＡ是多元不飽和脂肪酸中「Ｏｍｅｇａ－３」的代表成分之一，主要存於沙丁魚、鯖魚、竹筴魚等魚類的油脂中。

此外，攝取亞麻籽油或紫蘇油等，含有「α－亞麻酸」的食品，也會在體內轉化為ＥＰＡ。

ＥＰＡ在預防心血管疾病方面，成效十分顯著。攝取時，最好的方法就是生吃；若要加熱烹調，就要盡量避免ＥＰＡ流失。

例如：煎烤時，可在表面裹層麵粉，盡量多保留一些油脂；滷魚時，應保持清淡，減少水量，盡量讓滷汁可當作湯來喝。

當然，每個季節的肥美鮮魚，也都富含大量的ＥＰＡ。

心肌梗塞絕緣體——揭開因紐特人的飲食秘密

過去心肌梗塞的死亡率，在歐美國家一直高攀不下。人們針對心血管疾病多發國家及低發國家的生活方式，特別是飲食習慣的差異，進行了多年的流行病學研究和調查。而在世界上最先引起關注的，是1957年由美國明尼蘇達大學開始的「七國研究（Seven Countries Study）」。

這份研究顯示，相較於美國和北歐，生活在日本與地中海地區的人，因心肌梗塞而死亡的機率較低。

此一發現引發世人對於日本飲食和地中海飲食當中，豐富的不飽和脂肪酸與心血管健康之間的關聯，產生了極大的興趣■53。

1971年，丹麥的約恩·迪爾伯格（Jørn Dyerberg）與漢斯·奧拉夫·邦（Hans Olaf Bang）這兩個學者，在丹麥自治領地格陵蘭，以冷凍海豹生肉為食的因紐特人（Inuit。當時稱愛斯基摩人，Eskimo）為對象進行調查，發現儲存在魚類中的EPA和DHA等「Omega-3」能夠預防心肌梗塞■54。

這項研究內容非常重要。因為紐特人幾乎不吃蔬菜，以海豹肉為主食；另一方面，丹麥白人主要食用牛、豬和羊等肉類。

比較丹麥白人和格陵蘭因紐特人的飲食習慣發現，這兩者在飲食中攝取的脂肪量都差不多是40％，但因紐特人因心肌梗塞等心臟病而去世的人數，卻遠少於丹麥白人。實際的研究結果顯示，丹麥白人的心臟病死亡率約34.7％，而因紐特人卻僅5.3％。

明明攝取的脂肪量相同，死亡率為什麼會有如此大的差異？這便是EPA研究的開端。

其實只要仔細觀察，就會發現以肉食為主的丹麥人，主要食用的是牛肉和豬肉。另一方面，住在沒有牛豬的北極圈的因紐特人，則是靠魚和海豹等動物來攝取脂肪。

「脂肪量雖相同，但成分應該不同」這項推測，引起了人們的注意。隨著調查的進展，多次對因紐特人進行血液採樣研究。最後發現因紐特人血液中，所含的ＥＰＡ比丹麥白人還要豐富，這也突顯出了心肌梗塞與ＥＰＡ的關係。

因紐特人攝取的ＥＰＡ主要來自海豹的主食，也就是青魚。經過40多年的研究，這項營養素的功效不僅廣受認同，在預防心血管疾病方面助益更是得到了驗證。

昔日的日本人經常吃魚，在１９５０年代攝取了大量的ＥＰＡ。然則隨著飲食西化，魚類消費量逐漸減少，不僅讓ＥＰＡ的攝取量降低，也使

EPA 能降低心臟病所引起的死亡率

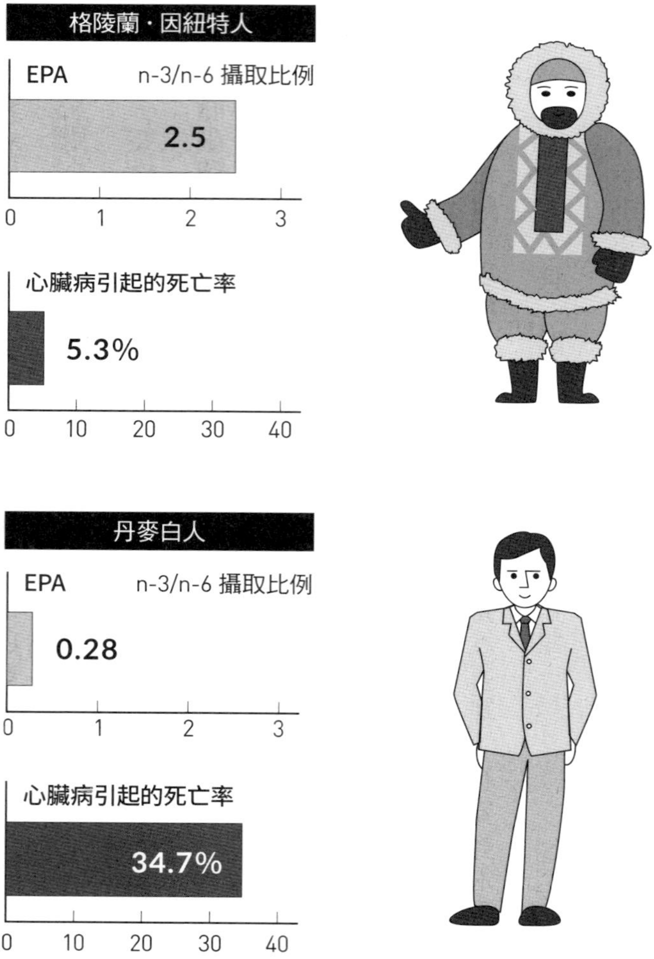

心肌梗塞和腦梗塞的患者數量，這與EPA的攝取量急劇成反比。

如此明顯的結果，讓人們開始體認到「EPA的攝取量一旦減少，會更容易罹患血管堵塞等相關疾病」這個事實。

日本厚生勞働省從1990年開始了一項長達11年的研究，其結果顯示，每週食用魚肉8次的人罹患心肌梗塞的風險，竟然比只食用1次的人少了整整60%。

天天一罐鯖魚要注意！吃錯反而傷身

EPA是眾多脂質中，降低三酸甘油酯特別有效的成分，還有穩定動脈硬化、降低血壓、適度讓血液變清澈的效果。

事實上，這是基於以EPA為有效成分的藥物，所獲得的數據而得到的研究成果。

一項大型臨床研究發現，正在服用「他汀」等膽固醇藥物的患者，只要每天補充1800mg的EPA，罹患心臟缺血性疾病的風險，就能夠降低約53%■[55]。

然而，在長達三個世代的這段期間，現代人的飲食喜好發生了巨大變化，開始大量攝取對身體有害的脂肪。

由於食用的肉量變多，脂肪中的花生四烯酸（omega-6脂肪酸）攝取量也隨之增加。而魚的食用量，在這幾十年來卻持續在減少，簡言之，EPA的攝取量完全沒有增加。

在《日本人飲食攝取基準（日本厚生勞働省）》中建議，50～64歲男性每天應攝取2.2g，包含EPA在內的Omega-3，女性則為1.9g。在台灣Omega-3每日攝取量的規定，與日本差不多。

換句話說，我們每天攝取EPA的目標，應該要訂在1.5g，這也正好和一罐鯖魚罐頭的含量一樣。

當然，也不一定要鯖魚。EPA含量最高的食材之一，其實是鮪魚，特別是大腹肉這個部位。若做成生魚片的話，大約吃個5片就可以。

水產物中包含的EPA及DHA

EPA（二十碳五烯酸）		DHA（二十二碳六烯酸）	
鯨魚 皮下脂肪（生）	4,300	鯨魚 皮下脂肪（生）	3,400
鯖魚類 魚片乾（生）	2,200	黑鮪魚 脂肪部分（生）	3,200
鯨魚 下巴肉（生）	2,200	鯖魚類 魚片乾（生）	3,100
白鮭 鮭魚卵（生）	2,100	秋刀魚 無皮（生魚片）	2,800
秋刀魚 無皮（生魚片）	1,500	白鮭 鮭魚卵（生）	2,400
黑鮪魚 脂肪部分（生）	1,400	鯨魚 下巴肉（生）	1,800
鰤魚（青甘）成魚（生）	940	鰤魚（青甘）成魚（生）	1,700
鰻魚（蒲燒）	750	鰻魚（蒲燒）	1,300
秋刀魚 帶皮（燒烤）	560	秋刀魚 帶皮（燒烤）	1,200
鰹魚 秋獲（生）	400	鰹魚 秋獲（生）	970

※ 單位：mg（每100g可食用部分）

※ 出處：《日本食品標準成分表（第七版）脂肪酸成分表》改編／文部科學省

不過，老是吃某一種魚罐頭的習慣，也最好要戒掉。因為從魚的食物鏈來看，在海裡游動的魚可能會吸收包括汞在內的有害物質，若是過量攝取這些魚，有害成分也會跟著進入人體。

食物不是藥物，特別是孕婦要加倍小心，同一種魚罐頭要酌量食用，同時其他食材也要均衡攝取。

最近瑞士研究人員進行的一項研究顯示，EPA等「Omega－3」如果不是透過飲食攝取而是經由補充劑，而且過量攝取的情況超過一年的話，罹患心房顫動等心律不整的風險就會增加。

即使有益健康，但畢竟是油脂，一定要懂得適量。

此外，人們對於DHA（二十二碳六烯酸）這個成分也很熟悉，通常會與EPA一起提到。多數人都知道EPA對心臟及血管有益，但對

DHA單獨的詳細作用卻了解不深。

有研究顯示，DHA在腦部和神經的發展中扮演著重要的角色，還有能夠預防認知障礙的惡化。

因此，只要記住「EPA對心臟和血管有益；DHA對大腦及神經有益」，那就可以了。

另一份美國研究結果也指出，EPA和DHA可以降低總死亡率及心血管疾病所引起的死亡率。

只要多多攝取含有EPA和DHA的魚類，就有助於降低罹患狹心症及心肌梗塞的風險。

總之，EPA與DHA都是無法在體內自行生成的必需脂肪酸，大家不需刻意將兩者區分開來，一定要盡量養成常常吃魚的飲食習慣。

瑪琪琳隱藏的危機——反式脂肪酸真相大公開

「瑪琪琳有害健康」這個說法由來已久。

那麼，奶油和瑪琪琳，到底哪一種對身體比較不好呢？

奶油的乳脂肪含量超過80％，是從牛奶分離出鮮奶油之後製成的；瑪琪琳的油脂含量也是超過80％，是用植物油脂製成的。而脂肪含量低於80％的瑪琪琳，通常稱為脂肪抹醬。

也就是說，奶油是用乳脂肪做成的，而瑪琪琳則是用植物性油脂來製作。雖然外觀看起來很相似，但成分完全不同。

瑪琪琳隱藏的危機，就是反式脂肪酸。

反式脂肪酸會提高壞膽固醇（LDL）的值，降低好膽固醇（HDL）

的值■[58]。這些脂肪酸存於牛肉、羊肉和牛奶等天然食物、人工製造的瑪琪琳與起酥油、使用這些油製成的油炸物與糕點，以及用植物油製成的沙拉油等裡面。

天然來源與人工製造的反式脂肪酸之間的差異，目前尚未明確。不過，美國有研究指出，攝取反式脂肪酸會提高總死亡率及心血管疾病死亡風險■[59]；而日本的研究則表示會增加罹患狹心症、心肌梗塞和認知障礙的風險■[60、61]。

世界衛生組織建議，反式脂肪酸攝取量每日不得超過總熱量的1％，以每日2000大卡舉例，不得超過2公克。

在反式脂肪酸在食品中，以油脂類及糕點類的含量最多，其次是調味料和香料類，喜愛甜食的人要注意不要攝取過量。

「奶油VS瑪琪琳」之真相大公開

那麼，差不多要有個定論了。

奶油有飽和脂肪酸，瑪琪琳則有反式脂肪酸；這兩種脂肪酸都會讓壞膽固醇上升，讓好膽固醇下降。

那麼，把瑪琪琳改成奶油會怎麼樣呢？

想當然耳，飽和脂肪酸的攝取量會增加。

接下來，我們必須要想一想，增加反式脂肪酸和增加飽和脂肪酸，哪一個對身體的傷害比較嚴重？

有一項針對飽和脂肪酸和反式脂肪酸，對血液中膽固醇影響的調查研究顯示，這兩者均會對血液中的膽固醇產生負面影響。其中，反式脂肪酸所增加的壞膽固醇，比飽和脂肪酸更為顯著。

當然，問題在於食用的量。因為這項研究指出反式脂肪酸的攝取量，約佔總熱量的0.5%，飽和脂肪酸則是在8.2%。而這個數值已大幅超過《日本人飲食攝取基準》中所規定的攝取上限，也就是7%。

換句話說，在現實生活中，飽和脂肪酸所帶來的問題，甚至比反式脂肪酸還要嚴重。

根據日本農林水產省的資料，現代人每日攝取的反式脂肪酸約0.9g，飽和脂肪酸約16g。一般來說，攝取3g的反式脂肪酸與7g的飽和脂肪酸，對於增加壞膽固醇的影響是一樣的。既然如此，減少1g的反式脂肪酸與減少2.3g的飽和脂肪酸，所產生的效果應該也會一樣。

照這個想法來看，每天攝取的0.9g反式脂肪酸，如果再進一步減少，就現實來講是否可行呢？

坦白說，由於攝取量不到1g，想要再減量根本不太可能。不過，減少約2g就能發揮相同效果的飽和脂肪酸，似乎相對可行。

100g的奶油所含的飽和脂肪酸約100g，而100g的瑪琪琳所含的反式脂肪約為5～10g。如果用分量相同的奶油或瑪琪琳塗麵包的話，奶油反而會讓膽固醇的值上升。

瑪琪琳因含有反式脂肪酸，常被認為對身體有害。然則就壞膽固醇而言，就算是奶油，也未必沒有問題。

以「實際攝取量」來說，要注意的是「飽和脂肪酸」；但「食用量」若是相同，那就要注意「反式脂肪酸」。

麵包、點心和蛋糕等食品中，通常含有大量的奶油或瑪琪琳，也因此這兩種不應該分開考慮，而是要多加留意，盡量避免攝取過多對心臟有害的脂肪。

留意「不甜」的陷阱

接下來，讓我們思考一下，避免血糖上升以預防糖尿病的飲食內容，而這個關鍵字就是「注意不甜的醣類」。

「不甜的醣類」換句話說，就是白色碳水化合物，也就是米飯、吐司、義大利麵、烏龍麵等食物的主要成分。

這些含有大量「不甜的醣類（即碳水化合物）」的食材，會讓我們的血糖值上升，慢慢對心臟產生影響。尤其像是吃拉麵配白飯這種組合，更是雙重打擊。

最重要的，就是將這些「白色碳水化合物」替換為「褐色碳水化合物」，亦即將白米換成糙米或五穀雜糧、吐司換成全麥麵包、把烏龍麵換成蕎麥麵等。

若能連同稻殼（纖維質）一起食用，吸收血糖的速度就會變得非常緩慢，更能有效防止身體吸收過多的醣類。

完全不攝取醣類，反而會對身體有害，儘管褐色碳水化合物，能讓人吃得飽滿，血糖值卻不容易上升。

那麼，白米飯呢？多數人小時候經常會被警告：「碗裡的飯一粒都不能剩。」當知道一碗白米飯裡含有37g醣類時，真是大吃一驚。

這種用「不甜的醣類」來形容，真的非常貼切。明明吃了那麼多肉，幾乎是零醣類，卻只因吃一碗飯便攝取到如此多醣類。

不過，美國研究並無發現白米攝取量與心血管疾病的相關性[64]；日本也未曾發現米飯與心血管疾病死亡之間有明確的關係[65]。

話雖如此，吃東西還是盡量不要過量。因為當覺得東西太甜時，我們會知道不要再吃了；當東西不甜時，就會不知不覺地越吃越多。

糖尿病元兇——無糖的人工甜味劑

未添加任何砂糖的人工甜味劑，不會提升血糖值[66]。也就是說，因為看起來不容易得糖尿病，又能期待減肥效果，似乎對身體有益。

不過有研究顯示，與未攝取人工甜味劑相比，攝取人工甜味劑的這一組，得到糖尿病的機率反而更高，這個結果令人震驚[67]。

正常來講，攝取糖分之後大腦會感覺到「甜」，進而引起血糖上升，身體就會分泌胰島素來降低血糖。

人工甜味劑雖然會讓人感覺到「甜」，卻不會讓血糖上升。這種情況反而會讓大腦感到混亂，導致飢餓感一直持續而食慾增加。長期下來，恐怕會導致糖尿病患者增加。

確實，只要看看周圍愛喝零卡果汁的人，大多較為肥胖。

護心飲食這樣吃

「醣類（碳水化合物）」、「脂質」、「蛋白質」，再加上「維他命」和「礦物質」，這五大營養素，才是人類賴以維生的重要能量來源。

為了提升心臟功能，均衡攝取這些營養素非常重要。而其最理想的比例，碳水化合物佔50～65%，脂肪佔20～30%，蛋白質佔13～20%。

近年來，致力減鹽的日式料理，被認為是理想的菜色。主食是糙米飯，主菜與副菜之間講求均衡是基本原則。特別是富含膳食纖維的食材，尤其是豆類，對心臟健康有很大的幫助。

膳食纖維會吸附導致動脈硬化的壞膽固醇，並將其排出體外，還能緩和血糖的吸收，預防心肌梗塞及腦中風。此外，它還有促進飽腹感、成功進行飲食療法、調整排便，以及預防大腸癌的效果。

除了豆類，其他像青花菜、胡蘿蔔、菠菜等蔬菜，以及蘋果、香蕉、柳橙等水果也有豐富的膳食纖維。黃綠色蔬菜富含β胡蘿蔔素，具有抗氧化作用，能有效防止心臟及血管的老化。

世界各國的相關研究都顯示，攝取膳食纖維能降低總死亡率、心血管疾病死亡率、心血管疾病發病率、狹心症、心肌梗塞發病率，以及腦中風的發病風險■68、69、70、71。

此外，對於碳水化合物含量豐富的芋類，尤其是馬鈴薯的攝取，相關研究並未發現與心血管疾病的發生有何關聯■72。還有關於蕎麥攝取的研究，結果顯示具有降低血糖、總膽固醇及三酸甘油酯的效果■73。

天天健康5蔬果

根據歐美的研究，蔬菜水果能有效降低總死亡率、心血管疾病猝死率、狹心症及心肌梗塞的發病率、腦中風的發病率，以及糖尿病的罹病風險[74,75]。因為蔬果裡頭不僅含有膳食纖維，還富含能降低血壓的鉀。

另一方面，水果若是攝取過量，反而會導致三酸甘油酯和尿酸升高，故要特別留意。

甚至還有研究結果指出，罐頭水果會增加總死亡率和心血管死亡率，因此要盡量食用新鮮水果[76]。

此外，醃漬蔬菜時要注意鹽分。根據《日本均衡飲食指引（農林水產省）》的內容，蔬菜每日的目標攝取量為350g，水果為200g。不過，在超市買菜時並不會稱重購買，所以要先掌握350g的蔬菜大約是多少分量。

接下來，要告訴大家一個簡單掌握「蔬菜攝取量」的方法——根據平常使用的碗盤大小和數量來測量，大盤子盛的蔬菜算2份，小盤子算1份。

如果一天吃5盤，就表示5份蔬菜，總量大約為350g。

這種飲食方式於1991年在美國開始倡導，也就是「每天吃5份蔬菜」，又稱「5ADAY」活動。現在這個概念已經在全球普傳開了。

大盤炒蔬菜（2份）＋炒牛蒡（1份）＋涼拌菠菜（1份）＋蔬菜沙拉（1份），一共5份，合計350g蔬菜。

水果100g的話，差不多是1顆橘子、1根香蕉、半顆蘋果、半顆水梨的量。假設1天吃1顆橘子加半顆蘋果的話，就是200g。

減鹽小妙招

從每日飲食中減少鹽分的攝取，不僅是為了維持心臟健康，也是希望追求「百年壽命」。只不過，突然要「從今天開始少吃鹹的」應該也不容易做到吧！

接下來，分享能立即實踐的減鹽小妙招。

不過在此之前，要先確保菜色的口味不會過於單一。例如：某一道菜的味道可以濃一些，其他菜則稍微清淡一些。

使用「鹽味替代品」來提升低鹽料理美味的五個重點，如下：

①**添加香辛料**：利用辣椒、大蒜、蔥等佐料讓口味稍微辛辣一些，這樣就不容易察覺到少放了鹽。

②**善用酸味**：可加些檸檬、柚子、醋等，有些菜還可以加入番茄，這樣味道會更濃郁。

③**利用香味**：剛炸好或剛烤好的時候品嘗，便能體會到風味。

④**增添鮮味**：除了醋、昆布、柴魚片、乾香菇的浸泡水等，海鮮類和肉類熬煮的湯頭，也就是「高湯」，用來煮菜也可以少放一些鹽。若是添加一些紫蘇、蘘荷、鴨兒芹、日本柚子之類的香氣，或者撒上胡椒和咖哩粉等香料粉，也能有不錯的效果。

⑤**鹽分和甜味一起減**：在製作低鹽料理時，只減少鹽分會覺得味道不夠鹹，所以鹽分和甜味都要同時減量，做出一道整體口味清淡的菜，如此一來，就不容易察覺到鹹味不足了。

此外，用油烹調能夠讓人有飽足感，但要留意攝取過多的脂肪。

其實只要適當搭配口感硬及口感軟的食材，就能彌補減鹽所帶來的不足，進而提升滿足感。

透過飲食，調整身體

想要保持身體健康，除了選擇食材和烹調方法，還需要在飲食方式上下點功夫，這樣才能擁有更好的飲食生活。

首先，三餐要規律。刻意減少進餐次數，早午兩餐都不吃，等到快餓扁了才進食的話，反而會讓血糖飆升，這種情況叫做「血糖波動」。

「血糖波動」會嚴重損傷心臟和血管，要是飯後會感到疲倦或嗜睡，就要懷疑是不是血糖波動造成的。即使未被診斷出糖尿病，若有這些症狀，那就要注意了。

點心方面，最好少吃糖果餅乾之類的零食，盡量選擇牛奶或水果。晚上9點以後及睡前3小時內，不要吃消夜。

減少湯湯水水和醃漬物的分量與次數，也是降低鹽分攝取的有效方法。即使是含鹽量較少的清淡食物，吃多了也會增加鹽的攝取量。

總之，盡量遵守「少吃重口味」這個原則。

例如：麵類的湯不要喝光、生魚片的醬油或炸豬排的醬汁沾著吃等，這樣就能做到減鹽。

常聽人說吃到「八分飽」比較健康，但對普通人來說，吃到八分飽並不容易。有什麼方法可以同時滿足飽腹感與健康，並感到幸福快樂呢？

最有效的方法，在於少量也能滿足我們的胃。

請試著參考高級餐廳的套餐菜色。首先，上桌的是沙拉，接著是湯，再來是肉和魚，最後是飯、麵條或麵包。

這個進食的順序很重要，若順序顛倒，即使吃同樣的東西，也會讓人更容易發胖。

這就是所謂的「進食順序減肥法」，按照順序吃東西是有意義。只要先攝取膳食纖維，就能減緩醣類的吸收，所以一開始要吃蔬菜。接下來是喝湯，這樣剛吃下肚的蔬菜會膨脹，讓人更有飽足感。再來是肉類和魚類等蛋白質，這是肌肉的來源，一定要好好攝取。而最後吃的飯、麵條、麵包等碳水化合物，分量都要減少到之前的一半。

只要按照這樣的順序進食，血糖值幾乎不會上升。而且將碳水化合物留到最後再攝取，可以減緩血糖的吸收速度，還能避免血糖波動。

不過，高齡者需要好好補充蛋白質，因為維持肌肉量很重要。

另外，食量小的人若先吃蔬菜，後面的肉或魚就會吃不下。在這種情況下，可以先從肉或魚開始吃，只要掌握米飯、麵條和麵包等碳水化合物在用餐的後半段就好。

為了提升心臟機能，大家一定要好好養成這個進食習慣。

加強心臟功能，肥胖是一大障礙。

若想改善健康情況，前提當然是減肥。不用說，這當然不容易。

美國康奈爾大學的布萊恩・萬辛克（Brian Wansink）在研究報告中指出，只要將餐盤的尺寸從30公分減少至25公分，攝取的熱量就會自然減少22%。這個「餐盤減肥法（Plate Diet）」發表之後，在當時引起人們熱烈的關注■[77]。

餐盤減肥法，其實是利用「德勃夫大小錯覺（Delboeuf Illusion）」的現象，來減肥的方法。當我們畫出兩個相同大小的料理圓形時，若一邊的外圍有一個較大的圓盤，而另一邊是一個較小的圓盤，那麼就會產生這個料理圓形大小看起來不同的錯覺。如此一來，盤子若是越小，盛裝的菜確實看起來就會越多。

只要使用的盤子小一點，便能讓人感覺到食物的量變多了。而這麼做不僅獲得了滿足

餐盤減肥法

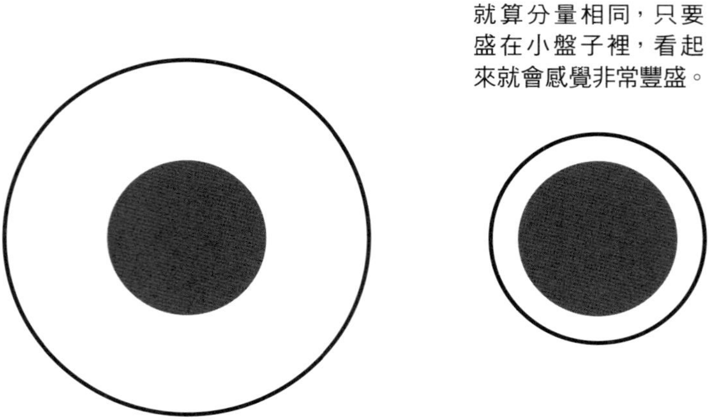

就算分量相同，只要
盛在小盤子裡，看起
來就會感覺非常豐盛。

感，晚餐會攝取800大卡的人，熱量就可以減少20%，這樣一年內體重便能夠減少將近5公斤。

不只是盤子，湯匙如果也小一點的話，還能進一步減少攝取熱量。即使是「單純記錄飲食減肥法」，同樣能帶來不錯的效果。

我在大島醫院看診時，經常對患者說：「你只要每天量體重就可以了。」其他什麼都不用做，只要記錄就好。結果很多人在一個月後不僅體重減輕了，就連抽血檢測的結果也有所改善。

想辦法在日常生活中做出小小的調整，就能不知不覺地改變行為模式，進而帶來正面影響。

關鍵在於，改變行為並修正一些根深蒂固的習慣，這才是核心所在。

對於那些煩惱自己會瘦不下來的人，吃飯時不妨用小一點的餐盤盛菜，並且每天量體重看看。

外食怎麼吃才健康？

想要強化心臟，擁有健康體魄，這需要多方面的努力及細心照顧。不過，有時候也會想要外出用餐，這是理所當然的。外食的問題，在於會攝取過多的鹽分、脂肪及醣類，應該攝取的膳食纖維、維他命及礦物質，反而相對較少。

其實只要發揮巧思，這個問題可以迎刃而解。

首先，在菜單上下點功夫。與其單點某一道菜，不如選擇包含主食、主菜、副菜的套餐，這樣攝取的營養也比較均衡。

另外，像麵類搭配飯類，也就是雙主食的套餐，就完全不推薦。如果套餐是以肉類或魚類等蛋白質為主的話，需要另外再加點配菜。速食通常含有大量脂肪，熱量也過高，需要特別注意。

即使攝取的總能量相同，也不要把一天要吃的飯併成一餐，三餐要盡量保持均衡。「油炸食品不要連吃好幾餐」、「外食不足的營養素就在家補充」、「不要老是吃同樣的菜色」。

總之，先考慮一天的營養是否均衡，習慣了之後再來慢慢規劃1週的飲食要如何保持平衡。

不同人生階段的飲食規劃——從懷孕、胎兒到成年

1日3餐的均衡飲食，到1週的飲食規劃，逐漸意識到飲食在人生中的重要性。根據不同的人生階段來調整飲食，在這個「百年壽命」的時代，已經成為不可或缺的健康管理方式。

首先，是孕婦及胎兒。懷孕初期，孕吐常讓準媽媽食慾不佳，但胎兒在這時期很少會營養不良，只要準媽媽盡量吃自己能接受的食物，就沒有胎兒營養不均衡問題。

孕婦所需的熱量，通常會比平常還要高，過度飲食所造成的肥胖，有可能導致妊娠高血壓和糖尿病，要特別留意。此外，孕婦及正在哺乳的媽媽特別需要蛋白質、鈣、鉀、維他命D、葉酸及鐵，所以這些營養素一定要確實攝取。

嬰兒的體重約75％是水分，比成人更容易脫水，補充水分很重要。

成長期的兒童及青少年，由於肌肉和內臟還在發育，是一生中最需要蛋白質的時期，其中乳製品是這個階段的重要營養來源。再加上這個時期的出汗量也比成人還要多，更需要補充水分。

近年來，由於偏食、不規律的飲食習慣，以及運動不足等原因，兒童出現肥胖、骨折、蛀牙，以及女孩貧血等情況越來越常見。

孩童時期的飲食習慣，對於孩子一生的健康影響甚大，請家長務必要認真看待。

身體的成長大約在20歲左右，就會大致完成。到了成人階段，就必需要做到飲食均衡，攝取的熱量不多不少，不然很容易招致肥胖，而這就是引發生活習慣病的開端。

成年期的飲食秘訣是「質比量重要」。要多攝取富含優質蛋白質、維他命，以及礦物質的食物，尤其是綠黃色蔬菜，還得避免攝取過多的鹽分，這樣就能有效預防生活習慣病。

攝取均衡且熱量適當固然重要，但在20、30歲時能養成運動的習慣的話，更有助於提高心臟功能，進而充滿活力到百歲。

不同人生階段的飲食規劃——50歲以上

女性到50歲左右就會停經，停經後雌激素分泌會急速下降，便進入所謂的更年期。

雌激素下降會造成鈣質從骨骼中流失，使得骨骼漸漸變得脆弱，導致骨質疏鬆症。而這個骨質疏鬆症在未來，還可能會讓人因骨折而引起衰弱症，甚至臥床不起。因此，更年期階段的女性，需要特別注意飲食。

想要預防骨質疏鬆症，就要多攝取鈣和維他命D。

《日本人飲食攝取標準（日本厚生勞働省）》中建議，男性每日應攝取700～800mg的鈣質，女性則是每日650mg；維他命D方面，則是每日要攝取8.5μg。而在台灣，根據《國人膳食營養素參考攝取量》中建議，不同年齡的每日鈣質攝取量，10～12歲為1000mg、13～18歲則增加為1200mg、19歲以上為1000mg。

《令和元年國民健康・營養調查（日本厚生勞働省）》中的數據顯示，日本人平均鈣攝取量不足，男性20歲以上為503mg，65～74歲為558mg，75歲以上為561mg；而女性20歲以上為494mg，65～74歲為567mg，75歲以上為525mg。

而根據《台灣人膳食營養素參考攝取量》調查顯示，19～64歲國人每日鈣攝取量不足，19～44歲為505mg、45～64歲平均為566mg，僅達到建議攝取量的一半左右。

鈣富存於海鮮、海藻、乳製品、豆類、堅果類，以及蔬菜之中。想有效攝取的人，建議多食用牛奶、起司及優格等乳製品。

維他命D的每日平均攝取量為6.9μg，現代人同樣不足，這個部分可從蕈菇類或海鮮類中獲得。若是透過保健食品，要留意不要過量，否則會損害腎臟功能，甚至引發腎結石、尿路結石、前列腺癌、鐵吸收障礙，以及便秘等風險，請千萬要小心。

維他命D亦可經由日照在皮膚上生成，只要適度的運動，對於增強肌肉及骨骼非常有幫助。不常照到陽光的人，建議要在白天出門運動。

此外，女性停經後，身體的新陳代謝平衡會發生重大變化，可能出現心悸、頭暈、潮熱、噁心等更年期症狀。近年來，男性的更年期障礙也開始受到關注。由於是因年齡增長導致的身體機能下降，更是讓許多人持續感到不適。

為了預防，應該要積極攝取富含維他命和礦物質的食物，並透過適度的運動讓身心保持清新。不過，症狀若是嚴重，一定要向醫師諮詢。

關於保健食品的效果，有報告指出對心肌梗塞、頸動脈硬化、高血壓和高脂血症有療效，但也有表示無效，因此尚無一致的結論[78、79]。

關於補充保健食品的風險，有以下研究報告——

額外補充保健食品，潛藏著出乎意料的危險性[80、81、82、83、84、85]。例如：同時服用維他命D和鈣，會增加中風風險。若是服用維他命E，則可能會導致心臟衰竭。對於停經後患有糖尿病的女性而言，維他命C會提高心血管疾病的死亡風險。對於有狹心症或心肌梗塞病史的停經後女性來說，同時服用維他命E和維他命C會提高總死亡的風險，若是補充維他命E的話，會增加出血性中風的風險。

年紀大了，身體的機能會衰退，營養的儲存能力也會降低。而這段期間的重點，就是盡量少鹽，並攝取富含維他命和礦物質的飲食。

鈣質的吸收力，會隨著年齡增長而低下，維他命D的合成能力也會衰退，無論男女骨骼都會變得脆弱，骨折的可能性也隨之增加。

對於老年人來說，骨折絕非小事。有研究報告指出，骨折後1年內有1／5的人、5年內則有1／2的人會死亡■[86]。

年紀大的人絕對不可以骨折，無論如何都要盡量避免這種情況發生。

上述的死亡率會因患者的背景而有所改變，但確實有研究指出，65歲以上大腿骨折的患者，5年內的存活率比胃癌病人還低。

因此，飲食內容真的很重要。就營養素來說，**蛋白質、鈣、維他命D和磷一定要多多攝取。**

當進入老年期之後，味覺會漸漸變差，自然而然地偏好口味較重的食物。請大家參考第192頁的低鹽烹調方法。

強化骨骼不僅可以預防骨折，還能改善腰痛和膝痛，進一步提升運動能力，同時心臟功能也會增強。

Chapter

6

「灰色地帶的心臟」該做的事

立即行動，強健心臟——不容錯過的黃金期

為了快樂度過「百年壽命」，當然就要過著健康的「上游生活」。

就算因為自己慢慢進入中游階段而感到不安，只要從現在開始努力，一定有機會讓心臟變得更強壯。而認為「自己處於心臟衰竭階段C或階段D」的人，也要懷抱希望，致力加強心臟功能。放心，我們一定能熬過的！

首先，要將重點放在「必須在中游階段解決」的問題上，特別是最可怕的無聲殺手「高血壓」。

當血壓超過140／90㎜Hg時，就會被診斷為「高血壓」。其實，只要血壓超過「120／80」，數值越高，得到心肌梗塞、腦中風、腎臟病以及死亡的風險就會跟著增加。

在日本，每年約有10萬人死於腦心血管疾病。而根據台灣衛生福利部112年國人十大死因統計，心血管疾病相關之死亡人數，每年超過5.6萬人。在這些數據之當中，超過一半是因為「高血壓」，也就是血壓超過「120／80」所致[87]。

明明是可以預防的事情，結果卻讓人感到遺憾。

日本的高血壓患者約有4300萬人。驚人的是，調查結果顯示其中有3100萬人是屬於「管理不善」。簡言之，不知道自己患有高血壓的有1400萬人，知道但未接受治療的有450萬人，接受治療但未能嚴格控制的有1250萬人。另一方面，依據台灣國民營養健康狀況變遷調查結果，18歲以上成年人罹患高血壓的比率高達25%，亦即全台灣約近4分之1的民眾正面臨高血壓的威脅；其中知道自己有高血壓的人約72%，確實接受治療者約89%，但真正有控制良好的人卻僅佔約49%。

到底我們該先注意什麼呢？

事實上，血壓超過「130／80」就要注意，因為高血壓的前期，屬於「高數值的血壓」，即將進入心臟衰竭的「階段A」。

如果發生這種情況，請先添購手臂式血壓計，養成正確測量和記錄的習慣。

日本高血壓學會過去就曾經建議，服用降血壓藥的人血壓必須達到「140／90」才行。不過，2019年的最新指南表示，高風險腦心血管疾病患者的生活習慣，經過1個月的調整之後，情況若是仍無改善，即使血壓未達上述標準，也要及早開始藥物治療。

針對降壓目標方面，在診所測量的血壓從「140／90」已下修到「130／80」，75歲以上則從「150／90」降為「140／90」。

牢記在心！降壓目標

	醫院血壓 (mm /Hg)	家庭血壓 (mm /Hg)
75 歲以下的成人 腦血管障礙患者 （無「雙側頸動脈狹窄」或「腦主幹動脈閉塞」） 冠狀動脈疾病患者 慢性腎臟病（CKD）患者 （蛋白尿陽性）※1 糖尿病患者 正在服用抗血栓藥物	＜ 130 ／ 80	＜ 125 ／ 75
75 歲以上的高齡者※2 腦血管障礙患者 （有「雙側頸動脈狹窄」或「腦幹動脈閉塞」，或未評估） CKD（慢性腎臟病）患者 （蛋白尿陽性）※1	＜ 140 ／ 90	＜ 135 ／ 85

※1 在隨機尿液中，蛋白質濃度若達到 0.15 g/gCr，便會判定為蛋白尿陽性。

※2 如有共病，且一般降壓目標設定低於 130/80mmHg 時，即使是 75 歲以上的高齡者，也應根據個別情況，評估是否能耐受，並將降壓目標改為 130/80mmHg。

- ■ **在達成降低血壓的目標過程中及達成之後，皆須注意血壓過度降低的風險。**
- ■ **過度降壓的風險，並非僅取決於最終的血壓值，降壓的幅度與速度，以及患者本身的疾病狀況，都會受到影響，因此需要個別評估。**

＊ 來源：日本高血壓學會高血壓治療指南製作委員會編《高血壓治療指南 2019》生命科學社，P53，表 1-3 改編。

遺憾的是，某些專家卻批評這麼做會讓「需要服用藥物的人增加數萬人」，但這完全是一個不切實際的指責。

正確來說，應該是「只要降低血壓，就能預防數萬名心肌梗塞或腦中風的新患者」。

接下來，要為大家進一步解說，需要更嚴格管理血壓的「腦心血管病高風險族群」。

患有腦心血管病史及心房顫動等心律不整的人、糖尿病患者或在健康檢查中被指出有尿蛋白問題的慢性腎病患者，都會被歸類為高風險族群。這兩種情況都是無症狀的無聲殺手，也往往讓當事人掉以輕心。

「65歲以上、男性、有高脂血症、吸菸……」只要符合上述其中一項，即可判定為「中度風險」；如果符合三項或以上，即可判定為「高風

立刻知道！血壓與風險的關係

血壓分類 ＼ 風險層級	高血壓 130-139/80-89 mmHg	第一級高血壓 140-159/90-99 mmHg	第二級高血壓 160-179/100-109 mmHg	第三級高血壓 ≧ 180/ ≧ 110 mmHg
第一層風險 無預後影響因素	低風險	低風險	中度風險	高風險
第二層風險 年齡（65 歲以上）、男性、有高脂血症或吸菸其中一種情況	中度風險	中度風險	高風險	高風險
第三層風險 腦心血管疾病病史、非瓣膜性心房顫動、糖尿病、蛋白尿的慢性腎臟病之一，或者第二層風險因素中有三個或以上	高風險	高風險	高風險	高風險

■ 根據日本動脈硬化縱斷研究（JALS）和久山町的評分標準，所獲得的絕對風險，並基於預後影響因子組合，所分層的腦心血管病風險。

■ 層別化中，使用的預後影響因子，包括血壓、年齡（65 歲以上）、男性、高脂血症、吸菸、腦心血管疾病（腦出血、腦梗塞、心肌梗塞）的病史、非瓣膜性心房顫動、糖尿病、有蛋白尿的慢性腎臟病（CKD）。

高血壓的管理方式

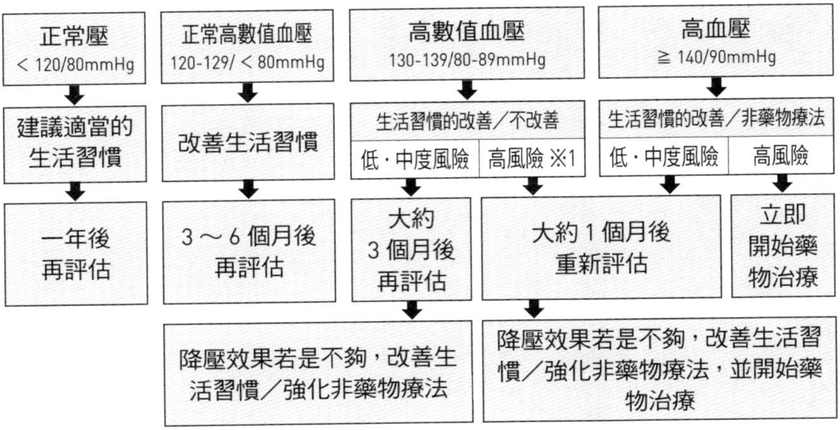

※1 在高血壓標準之下，對於後期高齡者（75 歲以上）、有雙側頸動脈狹窄或腦主幹動脈閉塞的患者，或是尚未評估的腦血管障礙、無蛋白尿的慢性腎病（CKD），以及非瓣膜性心房顫動等情況，即使風險較高，也應與中等風險患者同等對待。

■ 根據後續情況，檢討是否該對每個個案採取藥物療法。

■ 來源：日本高血壓學會高血壓治療指南製作委員會編《高血壓治療指南 2019》生命科學社，P50，表 3-2、P51，圖 3-1 改編險」。當高風險人士的血壓超過「130／80」，那就要多加留意了。

過去人們普遍認為「超過150就是高血壓」，現在應當銘記「超過130／80就要警惕」。

而且一旦腦中風，不僅難以進行門診治療，還會因癱瘓而臥床不起，進而成為另一個嚴重的問題。

其實，只要將收縮壓或舒張壓調降5個單位，得到腦中風的機率就會降低30～40％，心肌梗塞的機率降低20％，心臟衰竭的機率降低40％，就連整體的死亡率也能下降10～15％[88、89、90]。

順帶一提，若能成功將所有日本人的血壓降低「1」個單位，那麼，全日本每年因腦中風而死亡的人數，就可以減少4500人，還能預防約1萬人發病。

血壓的差異即使只有1或2個單位，也是非常重要的。

早上的居家血壓最重要

血壓在不同時間會有所變化。

我在大島醫院看診時，時常與患者會有一些討論，像是「只不過是因為頭痛而量了一下，竟然高達１５０！」或者「洗完澡後量才80，是不是太低了？」等等。

血壓是由心臟每天約10萬次的跳動所產生的，還會隨時變化。雖然所有的血壓數值都很重要，但特別值得思考的是「何時」、「何地」，以及「在什麼狀態下」測量的血壓最為關鍵。

血壓會因測量的時間點不同，而顯示不同的數值。

在這當中，為了預防會讓百年壽命大幅縮短的心肌梗塞或腦中風的發症，希望大家能先養成測量「居家血壓」的習慣■91。

提到血壓測量，許多人可能會認為在醫院測量的「診間血壓」，是最準確的。事實上，「居家血壓」反而比在診察室量到的血壓更具信賴性，重現性也高，還能更準確地預測心肌梗塞、腦中風以及生命預後（在生病的過程當中對生命的影響）的相關性。

因此，當患者的「診間血壓」若與「居家血壓」差異太大時，通常會以「居家血壓」為優先考量。

居家血壓通常早晚都要測量。

無論是早上還是晚上，也不管是否有服用藥物，只要血壓的測定值偏高，罹患心肌梗塞和腦中風的風險就會增加。若早上或晚上其中一個或兩個測量的血壓都高，那就會診斷為「基於居家血壓的高血壓」。

然而，經常會聽到有人說：「一天要測量好幾次很麻煩」、「晚上常常累到忘記量」，再不然就是「晚上測量的數值因日而異」。

的確，晚間的血壓常常受到日常工作、家務、沐浴或飲酒的影響，而有不穩定的狀況。筋疲力竭地回到家裡之後，有時甚至直接就倒頭就睡，根本就沒辦法測量。

無法規律地量血壓，就無法準確評估情況。在這種情況之下，至少早上的居家血壓一定要量。

居家血壓測量指南

早上的血壓最重要，但這不代表想到就可以隨時量血壓。

測量居家血壓有一定的規則，請遵照下列的方式，並於測量之後將數值交給自己的主治醫師。

居家血壓要如何測量？

■早上起床後一小時內、上完廁所後、早餐前、吃藥之前。

■坐在有靠背的椅子上。

■保持安靜1～2分鐘之後，開始在手臂測量血壓。

■原則上測量兩次，並求出平均值。

■測量的血壓一定要全數記下來。

■評估的測量結果，最好超過7天，或至少5天。

■當早晚任何一個時段，或者兩個時段所測量的血壓，要是都超過135／85㎜Hg以上，即可診斷為「居家血壓的高血壓」。

■居家血壓的降壓目標方面，75歲以下的人為125／75㎜Hg，75歲以上的人為135／85㎜Hg以下。

市面上的血壓計款式琳瑯滿目，建議大家要使用手臂式血壓計測量，而非用手腕式或手錶式。

不過，如果上臂因太粗而無法用手臂式血壓計測量的人，則可改用手腕血壓計來替代。

事實上，高血壓患者當中，能夠達到降壓目標的人，也僅佔全體的2成。也就是說，有很多人都達不到這個標準。

然而，只要強烈意識到這個目標，且妥善治療，罹患心血管疾病的風險就能大幅改善。

此外，早上測量的居家血壓，通常可以診斷出在醫院或健康檢查中察覺不到的「隱性高血壓」，大幅降低得到心肌梗塞或腦中風的風險。這一點非常重要，稍後會再詳述。

無症狀也會致命

高血壓若是置之不理，心臟會因變形而變得肥大。

由於高血壓會持續給心臟帶來負擔，使心肌逐漸變厚，這稱為「高血壓性心臟肥大」。此症狀可透過心電圖診斷，亦可在健康檢查中與高血壓一起發現。

心臟肥大屬於心臟衰竭的「階段B」，也就是沒有什麼明顯的症狀。所以大多數的人在日常生活中不會感到任何異常，即使在健康檢查中被診斷出高血壓，或心電圖顯示心臟肥大，多數人依舊未接受治療。

儘管沒有症狀，單憑心臟肥大這個問題，就足以增加心肌梗塞和心臟衰竭的發生風險，甚至提高猝死的機率。

大家一定要藉此機會掌握所需的知識，並在生活中好好實踐。

醫院及健康檢查的盲點
——揭開隱性高血壓的面紗

血壓在一天24小時內會不停地變動。

只要我們一起床，血壓便開始緩緩上升。白天活動時會變高，到了晚上就會下降，並在睡覺期間降至最低。

這是因為交感神經在白天會變得活躍，向大腦和器官供應大量血液；而到了夜晚，副交感神經較佔優勢，心跳數會減少，好讓身體休息。

血壓異常的情況當中，有兩個狀況需要特別注意——在工作時血壓不正常升高的「職場高血壓」，以及就算在睡眠中也不會下降的「夜間高血壓或清晨高血壓」。

由於這些情況在診察室或健康檢查中都不容易被發現，因此也被稱為

「隱性高血壓」。

根據估計，一般人約有10%～15%看起來沒有高血壓，然則實際上卻患有「隱性高血壓」。而在接受降血壓藥物治療且血壓控制良好的患者當中，隱性高血壓比例約為10%～20%■[94]。

隱性高血壓往往發現得較晚，所引起的器官損害又會進一步讓病情惡化，被認為是一種非常危險的高血壓。

隱性高血壓的高風險群

- 正在接受降壓治療的所有高血壓患者
- 高數值血壓（130-139 ／ 80-89 mmHg）
- 吸菸者
- 酗酒者
- 精神壓力（職場、家庭）大的人
- 身體活動量大的人
- 心跳頻率快的人
- 站立性血壓異常者（站立性高血壓、站立性低血壓）
- 肥胖、代謝症候群或患有糖尿病的患者
- 器官損害（特別是左心室肥大）和心血管疾病的合併例

■ 來源：日本高血壓學會高血壓治療指南製作委員會編：《高血壓治療指南 2019》生命科學社，P22，表 2-7 改編

日夜血壓波動大，健康風險勿疏忽

「清晨高血壓」絕對不能疏忽大意。

在睡覺的這段期間，血壓非但不會下降，到了半夜或清晨還會升高的話，就會大幅增加心肌梗塞和腦中風的風險。

清晨高血壓不僅與心臟疾病有關，與大腦、腎臟等所有腦心血管疾病風險，也有密不可分的關係。

與在診察室測得的正常高血壓相比，這種情況反而更容易導致器官損害，同時未來腦中風及後期高齡者需要照護的風險也會明顯增加■97。

「夜間高血壓」也很麻煩，一般來說，夜間血壓應該會比白天低10%至20%。這種現象被稱為「Dipper」，意指「夜間血壓下降者」。

相對地，夜間血壓下降幅度在0%～10%之間的類型，被稱為「夜間血壓非下降者（Non-Dipper）」；而夜間血壓反而上升的類型，則稱為「上升型（Riser）」。這些情況都會增加心臟、腦部、腎臟等所有器官的損害風險，以及腦心血管疾病的死亡風險[99]。

「上升型」的人若睡眠不足的話，得到腦心血管疾病的風險，會以倍數增加[99]。

此外，不僅血壓，脈搏數也很重要。夜間脈搏數下降不明顯，即所謂的「脈搏非下降型（Pulse Non-Dipper）」的話，就會對心臟造成負擔。而血壓和脈搏都屬於「非下降型」，那麼罹患心肌梗塞和腦中風的風險，就會飆到極限。

正值壯年階段的人，有不少是從事夜班工作的輪班員工，白天會自然地進入睡眠模式。不過，由於自律神經無法好好休息，便導致血壓不易下降，故容易出現「夜間血壓非下降型」的血壓異常。

這樣的工作者要特別留意日常生活，像是休息前避免攝取咖啡因、盡量不要受到陽光、電視、智慧型手機等強光照射，讓身體充分得到休息。

心臟病高風險的季節——高爾夫球員與跑步者當心

寒冷的冬季對心臟來說，是相當嚴峻的考驗。

日本每年約有15～20萬人因心臟疾病而喪命，當中12月～3月的死亡人數將近是6月～9月的兩倍。而依據台灣衛生福利部死因統計結果，每年約有2.3萬人死於心臟疾病，也就是說，平均約22分鐘就有1人；而每年的11月～3月則是心血管疾病好發的高峰期，狀況與日本幾乎相同。

心臟病在冬季的死亡人數較多，到了春季會慢慢減少，夏季雖然不多，但從9月～冬季這段期間又會開始增加，明確顯示出季節性變動所帶來的影響。

然而，對於處於「階段A」的人來說，冬季也是一個需要警戒的時期。

在戶外慢跑或鍛鍊身體等適度運動，有助於提升心肺功能。但如果季節是在冬季的話，要特別留意一件事——當從溫暖的室內走到寒冷的室外，一定要在開始運動之前慢慢活動筋骨，並做好充分的準備運動。

因為移動到氣溫較低的地方時，血管會收縮並且變得僵硬，這種情況會導致血壓上升。此時，手掌變白是血液循環不良所致，也就是所謂的「熱休克現象（Heat shock）」。這時如果突然進行激烈的運動，血壓就會進一步上升，反而會對心臟造成極大的負擔。

另外特別要注意的是，高爾夫球手。由於高爾夫基本上是一種健康的運動，這也是中高年族群喜愛它的原因。但別忘記這項運動，包含了瞬間會造成危險的動作。

首先，每次揮桿時，心跳和血壓都會劇烈波動。再者，要是為了行動方便而穿得單薄，體溫會因此下降，反而更加危險。

對於跑者來說，突然吸入冷空氣可能會導致全身血管收縮。要是心臟血管痙攣，就會引發心絞痛，也就是狹心症。因此，有慢性病的人一定要特別注意。

打高爾夫球時，若是喘吁吁地走上果嶺，且在沒有換氣的情況之下推桿的話，就有可能會導致心臟缺氧。當分數不如預期時，人們通常會想要咬緊牙關，奮力揮桿。不過，越是如此，就越要深深吸一口氣，停個一拍，讓身心保持放鬆。

降血壓藥百百種，哪一種最適合？

想要降低血壓，飲食及運動療法等生活習慣勢必要改善。不過，若是效果不彰，那就要服用藥物了。

降血壓藥有很多種，包括鈣離子通道阻斷劑（CCB）、血管收縮素轉化酶抑制劑（ACEI）、血管收縮素受體阻斷劑（ARB）、乙型阻斷劑（β-blocker）、利尿劑（Diuretic）等，世界各國所使用的降血壓藥各有不同。

事實上，血壓並不是把數值降下來就好，選擇使用哪種藥物來降壓也很重要。

主要的降血壓藥物，大都能改善心臟肥大問題，當中最有效的是血管收縮素轉化酶抑制劑（ACEI）、血管收縮素受體阻斷劑（ARB）及鈣離子通道阻斷劑（ＣＣＢ）[101]。

美國有個大規模的臨床試驗結果顯示，將血壓降至140mmHg和120mmHg之後再進行比較時，會發現降至「120mmHg以下」的話，預防及改善心臟肥大，以及心肌梗塞、腦中風及心臟衰竭的發病率會下降20%，就連總體死亡率也能降低27%[102]。

由此可知，只要好好降低血壓，必能改善心臟肥大的問題，還可以減少心肌梗塞、腦中風，甚至死亡的風險。

「血壓治療」是保護生命最有效的策略，只要降低5個單位的收縮壓，心臟衰竭的發病風險就能降低24%。若搭配使用血管收縮素轉化酶抑制劑（ＡＣＥＩ），或血管收縮素受體阻斷劑（ＡＲＢ）等藥物的話，就能進一步降低19%。

換句話說，光是靠血壓這一項，就可以將心臟衰竭的風險降低至少40%[104]。若是突然生病，只要稍微降低血壓，就能大幅減少危險性。

膽固醇警報——拖延治療恐釀大患

日本厚生勞働省在《令和元年國民健康與營養調查》中指出，被納入「膽固醇值偏高」的人，約佔20歲以上全體人口的兩成，而女性增加的趨勢格外明顯。而台灣根據衛福部公布的資料，18歲以上成年人，每4人就有1人有高血脂，估計約500萬人

然而，有許多患者對於「服用藥物來降膽固醇」一事，是不願意接受的。原因各式各樣，像是還沒有出現任何症狀、人生中第一次需要長期服

用的藥物、同輩當中沒有人因心肌梗塞或腦梗塞而倒下，或者是對膽固醇問題不太在意等。

另一方面，一旦被診斷出高血壓，大多數人都會主動要求醫生開藥。這也可能是一種潛移默化的危險形象，讓人感覺自己可能會因為腦血管突然破裂而倒下。

事實上，此一個觀念很重要。大家可以翻回到第57頁，再仔細看一下圖表中的「從上游到下游」。

膽固醇和三酸甘油酯偏高的「高脂血症」，其實有可能在20、30歲的時就出現。當然，由於是「階段A」，所以沒有任何症狀。

不過，若是置之不理的話，脂質會附著在血管內壁上，使血管變硬，導致動脈硬化。即便現在自己還年輕，也不能掉以輕心。

在上游的高脂血症，如果進展到下游，便開始損害血管的內皮細胞，進而引發心肌梗塞。

即便如此，還是有很多患者不願意接受藥物治療。就算健康檢查診斷出患有「高脂血症」，能夠正確管理身體的人才25%。不少人更是一開始有乖乖服藥，過了一段時間就中斷了。

當心臟還處於上游階段時，大多數的人對於「高脂血症」不以為意，然則一旦與其他無聲殺手聯手，罹患缺血性心臟病及心衰竭的風險，就會急劇攀升。

那麼，要如何延緩這個過程呢？要如何盡早從上游開始管理呢？

關鍵在於深入學習，仔細思考。

忽視壞膽固醇，後果不堪設想

檢查血管狀態的方法有很多種，在這當中利用超音波檢查頸部血管（頸動脈），就能掌握斑塊沉積的情況。

「頸動脈」是一條直接將血液送往大腦的血管。由於頸部的皮下脂肪較少，加上血管較為筆直，若要觀察相對容易，檢查時也方便許多。

頸動脈的功能，是將血液輸送到大腦，所以能直接評估腦梗塞的情況，這點相當重要。

請看第236頁的圖片，這是一名在檢查中發現壞膽固醇的值超過160㎎／dℓ，卻擱置好幾年沒有處理的病患之頸動脈。只要比較之前和現在的超音波圖像，應該不難發現血管內腔不僅凸出，甚至還變得狹窄。

這其實就是壞膽固醇所形成的斑塊，也就是所謂的「脂肪堆積」。可見要是放任膽固醇不管，血管一定會變得愈來愈狹窄。

當含有大量膽固醇、脆弱又不穩定的斑塊破裂時，就會立即形成血栓，堵塞血管，導致腦中風。而這便是心肌梗塞的原因，也是壞膽固醇最可怕的地方。

壞膽固醇與好膽固醇的

頸動脈超音波！
不應忽視「壞膽固醇」！

幾年前潔乾淨的頸動脈

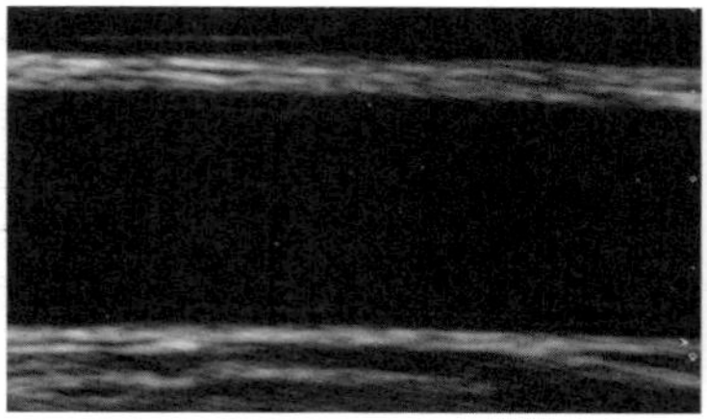

現在堆積了斑塊的頸動脈

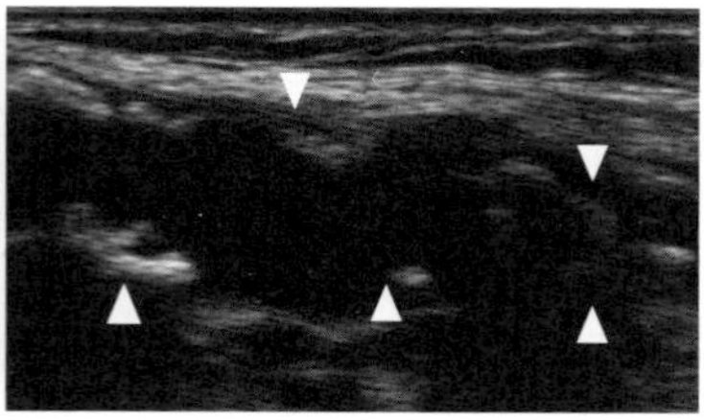

對於超過標準值的壞膽固醇，如果放任不管的話，頸動脈就會形成斑塊。（右圖）箭頭所指的凸起部分，全部都是斑塊，此時的血管已變得狹窄。

比例，也就是「壞膽固醇÷好膽固醇」的結果超過2.0，這種脂肪塊會變大；相反地，結果小於2.0就會變小，而低於1.5時就會縮得更小■[105]。大家可以從自己的健康檢查結果，來計算看看。

以現況而言，被診斷出有高脂血症的人當中，超過一半是沒有在上游階段就進行「早期治療」的人。

這也是我經常在各種場合呼籲這種疾病的危險性，卻仍然有許多人掉以輕心，真的是一種非常危險的情況。

至於有多危險，就讓我們透過圖表來解說吧！

第238頁的圖表，彙整了全球歷年以來，針對高脂血症進行的大型臨床試驗，所發表的醫學研究成果。

針對「初級預防」及「二級預防」這兩方面，來探討心肌梗塞的發生，以及死亡風險與壞膽固醇（LDL）之間的關係。

「縱軸」是冠狀動脈疾病引起的死亡及心肌梗塞的發生率；「橫軸」則是壞膽固醇的數值。其中膽固醇值較低的人，正在服用能夠降低壞膽固醇的他汀類藥物。

尚未罹患心血管疾病的人服用藥物是「初級預防」，已有病史的人則是為了預防復發的「二級預防」。無論是初

壞膽固醇與心臟病的關係

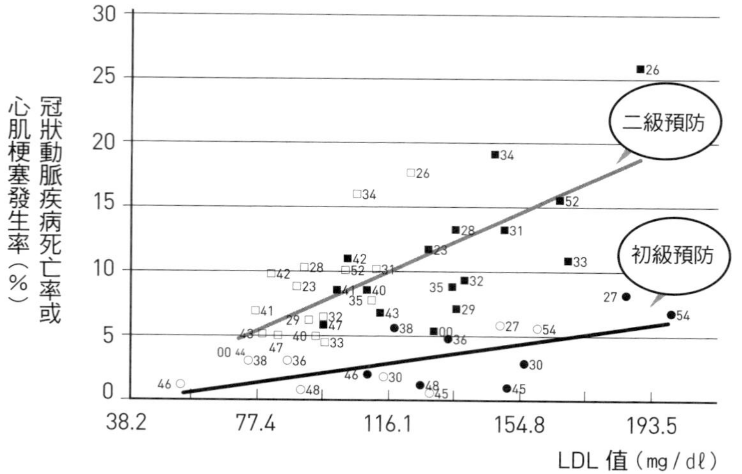

來源：Michael G Silverman,et al. Association Between Lowering LDL-C and Cardiovascular Risk Reduction Among Different Therapeutic Interventions: A Systematic Review and Meta-analysis. JAMA. 2016 Sep 27;316(12):1289-97.

級預防或是二級預防，皆明確顯示壞膽固醇數值越高，風險就會呈直線連續攀升■[106]。

由此可知，即使沒有任何症狀，任由壞膽固醇過高，就是讓自己置身在危險之中。只要高脂血症在上游階段，一定要確實控制數值。

此外，在日本針對初級預防，也有研究探討「是否應該服用藥物？」這個最重要的主題。此研究將「僅接受飲食療法群組」與「接受飲食療法+低劑量他汀類藥物群組」來進行比較。經過約5年的追蹤調查，其結果顯示，服用他汀類藥物群組的狹心症，以及心肌梗塞的發生率，確實減少了33%■[107]。

盲目相信錯誤資訊，且過度排斥藥物，可能會致命。如果飲食療法效果不足，正確借助藥物的力量，反而可期待更大的預防效果。

而且有事實顯示，運動對於降低壞膽固醇的效果有限。倘若健康檢查結果出現壞膽固醇偏高，那就不該輕忽不理，甚至認為「又沒有症狀，也不想吃藥」。必須當作無聲殺手的危險因子來進行適當管理，要趁情況尚在「上游階段」時好好諮詢主治醫師。

心血管疾病的發生率，會隨著膽固醇的持續變化而逐漸升高或降低，要確定一個絕對的正常值範圍並不容易。

這種情況就和香菸的數量一樣。有些病人會問我：「醫師，一天最多只能抽幾根菸？」但就現實來講，我只能告訴他們：「最好還是戒掉。」因為不管是從5根減到4根，還是從3根減到2根，只要菸抽的越少，癌症的發病率就會跟著下降。

同樣地，由於「壞膽固醇的數值」具有連續的風險，即使數值只是稍微偏高，也不能掉以輕心，應該要保留一些餘地，讓數值稍微下降，這點大家一定要牢記在心。

年齡不是阻礙！降低壞膽固醇，重拾健康活力

降低壞膽固醇（LDL）的值，可以減少狹心症和心肌梗塞的發病率，這已經被世界各地的研究員證實。

只要這個數值降的越低，心血管疾病的發生率就會跟著下降，而且是呈直線持續滑落。

至於要降到什麼程度，除了設定具體的壞膽固醇（LDL）值目標之外，也能考慮「減少率」這個方法。

將LDL降低到原來數值的25％時，冠狀動脈疾病的死亡率就會降低約30％，總死亡率也會降低至少20％。因此，我們先將目標設定在，讓LDL的值降至原始值的20～30％之間。

有些研究的對象是老年人，而結果顯示服用他汀類藥物可使心肌梗塞

減少26％、腦中風減少24％、因冠狀動脈疾病而死亡的機率減少23％，總死亡率更是下降15％[110]，可見即便年老後才開始治療也不嫌晚。

另一方面，為了防止復發，曾有狹心症及心肌梗塞病史的人，壞膽固醇（LDL）的值一定要穩定降到70以下。

減少體內壞膽固醇所獲得的健康益處，是無法估算的。

再次重申，在健康檢查結果中，膽固醇或三酸甘油酯數值偏高的人即使沒有任何症狀，也要提高警覺。同時也強烈建議，身體狀況尚處於上游階段時，一定要及早適當控制。

第243頁的兩張圖片，是轉介到大島醫院就診的患者，頸動脈超音波檢查結果。在接受「治療前」，左右兩邊的頸動脈上，附著了大量的壞膽固醇脂肪塊，非常危險。

這位患者的壞膽固醇值相當高，但沒有其他生活習慣病。在院內接受正確的飲食及運動療法，同時開始服用降低膽固醇的他汀類藥物之後，大約一年半的時間，血管內原本附著的脂肪塊幾乎完全消失，和「治療後」的圖片一樣。

若能有效管理脂質異常，即使是已經形成的斑塊也會縮小。因此，就算沒有任何症狀，也要及早發現，並積極治療，這一點對於管控無聲殺手是非常有效的。

膽固醇治療後，得到改善的頸動脈

治療前　　　　　　　　　　治療後

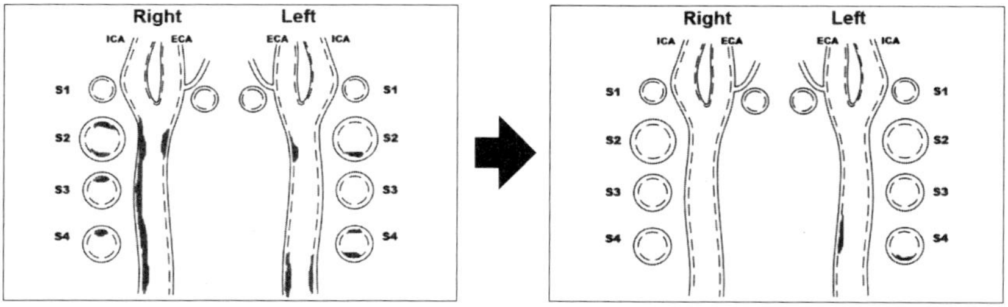

左右兩邊的頸動脈有斑塊　　　　治療後斑塊幾乎消失

家族性高膽固醇，真的會遺傳嗎？

關於膽固醇，還有一件非常重要的話題——那就是，有許多人患有「家族性高膽固醇血症（ＦＨ）」。

當檢查結果顯示壞膽固醇（ＬＤＬ）數值偏高時，大部分的人都表示想藉由飲食和運動療法來改善。就實際而言，很多人是因為基因異常，所以壞膽固醇數值才會偏高。

以比例上來講，一般人口中每２５０～３００人就有１人壞膽固醇偏高；而在罹患狹心症或心肌梗塞的人當中，則是每30人中有１人患有家族性高膽固醇血症（ＦＨ）。壞膽固醇值若是異常高於１９０mg／dℓ，則每15人中有１人，比想像中要高■[111、112]。

這些患有家族性高膽固醇血症（ＦＨ）的人，與一般的高脂血症患者相比，得到狹心症和心肌梗塞的風險，通常會高出10～20倍，必須盡早診斷並開始接受正確的治療。

在正常情況下，壞膽固醇（LDL）會被肝臟回收並分解。但家族性高膽固醇血症（FH）的患者，會因為回收到肝臟的受體及相關基因異常等因素，導致壞膽固醇非但未能被分解，還大量殘留在血液中。

基因異常的疾病，通常是從父母遺傳而來。而在遺傳性高膽固醇血症（FH）中，單親遺傳的稱為「異型合子（heterozygote）」，雙親遺傳的話則稱為「同型合子（homozygote）」。

「異型合子」的壞膽固醇若超過180mg／dℓ，就代表情況相當嚴重。而「同型合子」的壞膽固醇更是異常偏高，通常會超過370mg／dℓ，總膽固醇也會超過450mg／dℓ。

這也是為什麼，常在20～40歲之間發生狹心症或心肌梗塞。

如果被診斷為家族性高膽固醇血症（ＦＨ），美國食品藥物管理局（ＦＤＡ）的指引建議，在８～10歲之間可開始使用「他汀類」藥物來進行治療■[115]。歐洲對於小兒也持相同立場，並進一步建議，10歲以上應該將目標設定在１３５mg／dℓ以下■[116]。日本和台灣同樣允許從10歲以上開始進行治療。

大家可能會想：「從小就開始服藥真的沒問題嗎？」但根據多項使用他汀類藥物的試驗所得到的研究顯示，此藥物對孩子的生長及發育並無不良影響，而且只要確實降低壞膽固醇，動脈硬化及血管內皮功能就能有顯著的改善。

第２４８頁將列出「判斷15歲以上成人是否有家族性高膽固醇血症（ＦＨ）」的三大基準。在健康檢查中被指出壞膽固醇偏高的人，一定要好好確認自己的狀況，是不是符合這些情況。

家族性高膽固醇血症——導致心血管疾病的無聲殺手

家族性高膽固醇血症（ＦＨ）有什麼樣的症狀呢？

肉眼可見的異常狀況，包括「跟腱肥厚」和「出現在皮膚上的結節性黃瘤」。只要發現這些徵兆時，就要立即就醫。

跟腱肥厚，可透過Ｘ光或超音波檢查來準確診斷。

至於結節性黃瘤，則是出現在皮膚上的黃色疣狀腫瘤，會從10歲左右開始顯現在手肘、膝蓋、手腕、手背、屁股等部位上，並隨著成長逐漸隆起、變大。

就醫的患者中，也經常看到某些人的眼瞼內側有斑塊。不過，家族性高膽固醇血症（ＦＨ）是根據眼瞼以外的黃瘤來診斷的，像是眼瞼內側有斑塊等都不屬於。

診斷家族性高膽固醇血症（FH）的三大基準——

①未經治療的壞膽固醇值超過180mg／dℓ。

②有FH或早發性冠狀動脈疾病家族病史（第一等親）。

③手背、手肘及膝蓋有肌腱性黃色瘤、跟腱肥厚，皮膚上出現結節性黃瘤。

「早發性冠狀動脈疾病家族病史」的判斷標準為——患者的第一等親是否在55歲（男性）或65歲（女性）之前，罹患狹心症或心肌梗塞？

「第一等親」指的是，與我們共享一半遺傳基因的直系血親，也就是父母、子女及兄弟姊妹。祖父母與孫子女只有共享4分之1的遺傳基因，故屬於「第二等親」。

順帶一提，「親等」二字經常出現在法律界中，但定義與醫學界不同，故要多加留意。法律上的第一等親是父母和子女，第二等親則是兄弟姐妹、祖父母和孫子女。

醫療機構經常進行基因檢測，以協助詳細診斷。若是覺得「自己可能有家族性高膽固醇血症（ＦＨ）」，一定要好好調查家族病史，並向主治醫師諮詢。需要進行基因檢測時，可請主治醫師推薦專業機構。

診斷結果若是「ＦＨ異型合子」，治療時可將初級預防的目標訂在「壞膽固醇低於１００」，二級預防的目標訂在「壞膽固醇低於70」。

治療的藥物中，第一選擇是「他汀」。當服用最大劑量的他汀類藥物，也無法達到目標時，可搭配「脂易穩錠」（Ezetimibe）來服用。

如果還是無法得到足夠的效果，就會額外增加陰離子交換樹脂的「樹脂（Resin）」或「普羅布考（Probucol）」等藥物，或者併用自行注射的「ＰＣＳＫ９抑制劑（PCSK9 Inhibitor）」。

經過上述治療之後仍無法獲得足夠的改善，就會進行體外循環，利用「血漿析離法（apheresis）」來去除壞膽固醇。

診斷為「FH同型合子」的治療方式也是一樣，但必須要由具有高度專業醫療水準的醫師診治，並儘可能迅速進行一系列的療程。

有家族性高膽固醇血症（FH）的人，即使拼命運動，注意飲食，壞膽固醇的數值還是無法下降。其原因很多都是不認真服藥，導致年紀輕輕就心肌梗塞。

壞膽固醇值偏高的族群，應該有不少人是屬於家族性高膽固醇血症（FH），能早期接受診斷的人並不多。如前所述，如果第一等親有人年輕時，就罹患狹心症或心肌梗塞等「血管阻塞疾病」的話，那麼這種情況可說是相當危險的信號。

縱使這些條件都具備了，還是有很多人無法察覺到，這也是無聲殺手最可怕的地方。一定要多加了解，補充知識，及早做出正確的診斷，以追求真正的「百年健康壽命」。

心情好，心臟好？心臟功能的強弱與人的性格有關連

1959年，美國的醫師弗里德曼（Milton Friedman）和羅森曼（Ray Rosenman），發現了心絞痛和心肌梗塞的患者，有幾個行為模式非常具有特徵性■118。

例如：心臟病門診的候診室椅子前腳，通常會磨損的非常快，而且許

多患者會因等待而感到焦躁不安，或者為了叫號時能迅速起身而淺坐。

這是性格A、B、C、D四種類型中，「類型A」會出現的行為模式。「類型A」的性格特徵包括：「強烈的成就慾」、「時間緊迫感」、「競爭心及野心強」、「攻擊性高」、「經常感到煩躁」，屬於這種性格的人要特別注意。

全心全意投入工作、努力不懈且不服輸的「類型A」，非常容易累積壓力，而這會導致血壓上升，心率增加，進而引發心肌梗塞。

然而，就我診療過眾多位心肌梗塞患者的經驗來看，情況未必都是如此。也就是說，並不是只有「類型A」的人才會這樣。

當我詢問實際發生心肌梗塞的人「有沒有想到什麼原因？」時，最常聽到的答案，不外乎「因為工作壓力很大」或「忙到一直睡不飽，所以整個人非常疲憊」。

從臨床現場來看，不論患者性格如何，「將壓力不斷累積在身體裡」，才是心肌梗塞發病的重要因素。

順帶一提，「類型B」指的是與「類型A」完全相反，從容不迫的性格；而「類型C」則是指不表露或壓抑情感的性格。

此外，近年來「類型D」的性格備受關注。這是一種情感最為消極、容易憂慮、對人際關係有不安傾向的沉默型人格。研究結果顯示，屬於這一類型罹患狹心症或心肌梗塞的風險，通常會高出3倍[119]。

另一方面，日本岡山縣的調查顯示，在65歲以上的人當中，有46.3％屬於「類型D」[120]。「類型D」在健康檢查或診療時，往往會與醫生溝通不良，甚至難以就醫，需要多加留意。

話是這麼說沒錯，但若想「長命百歲」，就不能因為聽到這些話而感到沮喪。

心肌梗塞的重要風險因子——壓力

在現代社會中，壓力悄悄地侵入人類的心靈，成為引發疾病的主要原因，已是不爭的事實。

災害或親人的去世會帶來強烈的壓力，但日常生活中由於工作或人際關係而倍感壓力的人，應該也不在少數。

根據日本厚生勞動省《勞動安全衛生調查》的調查，因工作或不安而感到壓力的勞動者，比例高達整體的82.2%，這個比例比20年前增加了至少

20%。而依據在台灣全民健康保險醫療的統計，2020年度因身心相關疾患就醫的人數高達288萬人，約占人口數13%，等於每8人就有1人身心狀況不佳而求醫。根據Cheers《2023台灣企業員工福祉大健檢報告書》調查，在超過2600人的填答中，將近20%上班族曾因工作壓力，求診身心科或相關醫療；相當於1000萬就業人口中，每5人就有1人壓力超出負荷而感到不安。

事實上，壓力會讓血壓升高，容易使血管堵塞，也是增加心肌梗塞和腦中風風險的因素，這已經是全球的常識。

其中血壓可用數字表示，又容易保存下來。因此，在醫學上血壓與壓力之間的關係，一直是長期的研究對象。

以色列有份醫療機構研究報告指出，1991年波斯灣戰爭期間，每次只要警報響起或導彈襲擊，心肌梗塞的發病率就會隨之增加，有力地證實壓力與心臟之間的密切關係。

這種精神和身體上的壓力，無論是直接或間接，都會誘發心肌梗塞，而且無論日本與台灣都是一樣。

一般來說，心肌梗塞大多發生在上午，這通常與血壓上升、血管緊張及血小板凝聚增加（血液過度容易凝固）的白天變動有關。

然而，在工作年齡相對年輕的族群中，特別是吸菸者，心肌梗塞往往會在疲勞積累的深夜發作，顯示出社會因素所造成的影響。

此外，國外常見的「Blue Monday（憂鬱星期一／藍色星期一）」好發於男性；在日本，女性則常在星期六出現這種情況，想必是週末家庭主婦家務負擔增加所致。

此外，爭吵或地震等壓力因素，也有可能讓心臟一時無法收縮，進而引發心臟衰竭。這種情況在發生大規模地震期間，曾頻繁出現過。

心臟收縮出現問題的形狀，看起來像是一個章魚壺，故名「章魚壺心肌症（Takotsubo Cardiomyopathy）」，有時還會導致心臟衰竭。

夜夜驚醒的窒息恐懼——睡眠呼吸中止

一想到睡覺時會停止呼吸停，就會覺得非常可怕。

大家有沒有以下的症狀呢？例如：「半夜醒來好幾次」、「晚上睡覺時呼吸困難」、「被人說鼾聲如雷」、「起床時不是頭痛就是全身痠痛」、

「開車開到快睡著」，以及「早上血壓偏高」等。

如果有出現這些症狀，就要進一步懷疑自己是否有「睡眠呼吸中止症（SAS）」。這種病近年來在各報章媒體的報導之下，知名度有所提升，知道的人應該不少。

仰躺睡覺時，舌根會下沉，導致呼吸道受到壓迫而阻塞。這種情況就好像被人從上面掐住脖子睡覺一樣，既然如此，睡覺時肯定會一直感覺非常痛苦才是。進而導致早上起床時全身慵懶無力，白天昏昏欲睡，甚至引發疲勞駕駛。

每當呼吸困難時睡眠就會變淺，其實本人毫不自覺，但我們的身體會在不知不覺中醒來好幾次，當然無法熟睡。光是這種情況，已經可稱為是典型的無聲殺手了。

為什麼會發生睡眠呼吸中止症？

【睡眠呼吸中止症】

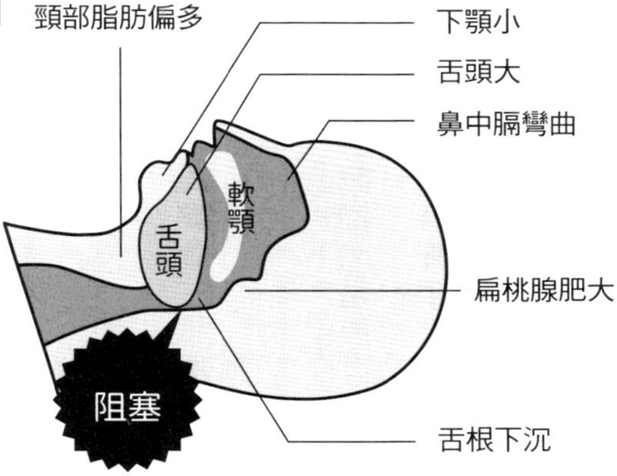

【正常狀態】

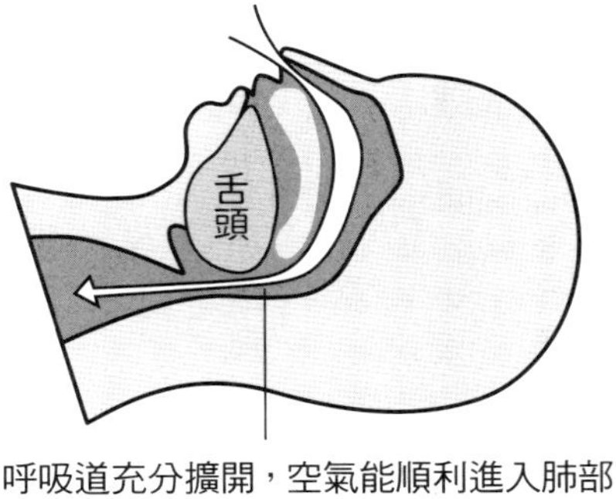

SAS 的主要原因

- 下顎較小，舌頭或扁桃腺較大。
- 鼻中隔彎曲，將鼻腔左右分隔。
- 肥胖導致頸部脂肪阻塞了呼吸道。
- 舌根下沉阻塞呼吸道。

在日本與台灣，約有6成的中高年人睡覺會打鼾，而這是呼吸時呼吸道壁振動所引起的。

其主要原因是「肥胖」，只要體重越重，呼吸道就會越狹窄。此外，骨架也是原因之一；與歐美人相比，由於亞洲人的臉部較為平坦，所以天生呼吸道較窄。

在會打鼾的人當中，平均每10人中就有1人患有睡眠呼吸中止症。

左頁的數據記錄，是來自一位因「打鼾」而接受檢查的受測者。從檢查結果「上下波動的波形」中，可看出受測者原本正在吸氣和吐氣，卻突然間停止呼吸，時間還長達3分10秒。

即使自己有意識地屏住呼吸，一分鐘也是極限；但在睡眠這段時間，呼吸竟然會停止這麼久……。

在家進行簡易 SAS 檢查的情景

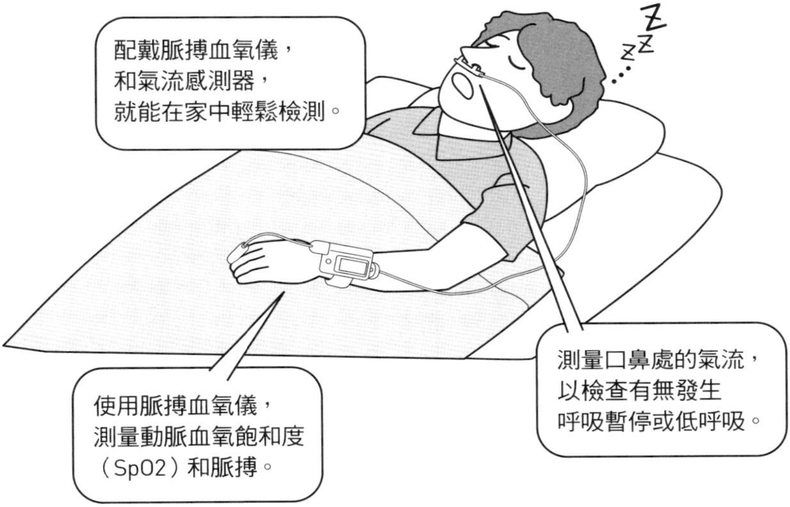

配戴脈搏血氧儀，
和氣流感測器，
就能在家中輕鬆檢測。
使用脈搏血氧儀，
測量動脈血氧飽和度
（SpO2）和脈搏。
測量口鼻處的氣流，
以檢查有無發生
呼吸暫停或低呼吸。

竟然超過 3 分鐘不呼吸！

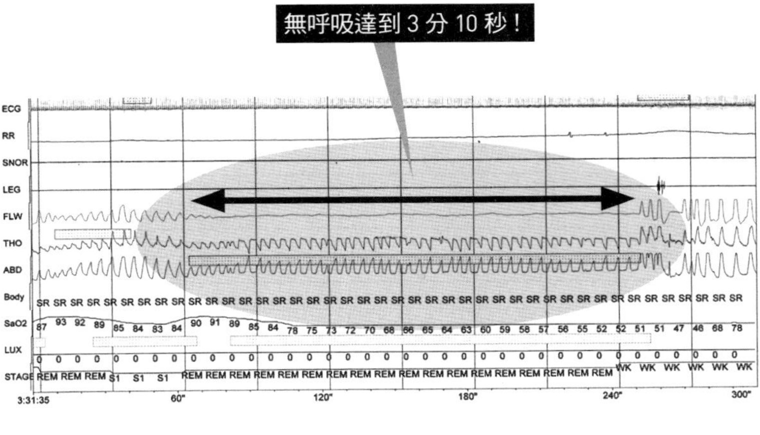

無呼吸達到 3 分 10 秒！
ECG
RR
SNOR
LEG
FLW
THO
ABD
Body
SaO2
LUX
STAGE
3:31:35
60"
120"
180"
240"
300"

當事人除了白天的困倦以外，沒有其他自覺症狀。當妻子反應「打鼾很吵」時，為了以防萬一，才決定去檢查。

幸好有人在旁留意，要是一個人獨居的話，恐怕會直接被忽略。若是放任這種狀況置之不理，發生交通事故的危險性不僅會增加，就連心血管疾病的風險也會跟著提高。

為了達到「百年健康壽命」，身體若是有任何跡象，千萬不要猶豫，一定要檢查自己是否患有睡眠呼吸中止症（SAS）。

SAS的弊害，分為「社會」和「醫學」兩個層面，都非常嚴重。

就社會層面來講，有因白天嗜睡而疲勞駕駛導致的交通事故；晚上由於睡覺時很痛苦，到了白天當然會感到困倦，一旦發病，發生事故的風險就會增加7倍■[121]。

從醫學的觀點來看，更是一個嚴重的問題。除了增加心血管疾病的發病率，還會降低心臟功能，相當棘手。如果症狀發作了，罹患高血壓的風險就會增加2倍，就連心肌梗塞和腦中風的風險也會增加4倍[122]。

睡眠呼吸中止症可以治療嗎？

那麼，我們應該如何診斷和治療呢？

簡單來說，想要治療，就必須要睡覺。

患者要在區域醫療中心或醫學中心等醫療機構實際過夜，隔牆的監視室會進行一整夜的監控。

在睡覺的狀態佩戴呼吸監測器進行的檢查中，呼吸中斷超過10秒為

「無呼吸」，呼吸變淺超過10秒則為「低呼吸」，以及這些情況會在1小時內計算發生的次數。而這個數值稱為「無呼吸低呼吸指數（AHI：Apnea-Hypopnea Index）」。

白天若是覺得困倦、睡覺時感到過度疲勞、因窒息而醒來，家人或伴侶指出睡覺時有打鼾或呼吸暫停等情況，以及患有高血壓、情緒障礙、認知障礙、狹心症、心肌梗塞，或是腦中風、心房顫動、心臟衰竭、糖尿病等症狀，以及呼吸暫停指數（AHI）超過5個單位的人，則會被診斷為「睡眠呼吸中止症」。其中，呼吸暫停指數（AHI）若是超過30個單位，即為「重症」。

在住院期間進行檢查時，由於需要採集呼吸及腦波等數據，故有些人的身上會被各種儀器的線纏得像木乃伊，並緊張到無法好好入睡。因此，診所通常會提供簡易的檢測套組，讓患者借回去在家中檢測。

如果要治療睡眠呼吸中止症（SAS），則需要使用「睡眠呼吸儀（CPAP）」，或稱為「持續正壓呼吸器」的儀器。機器本體約重1公斤，附有導管和面罩。1981年曾有報告指出這台儀器相當有效，現已廣泛應用在世界各地。

睡覺時嘴巴或鼻子要戴上面罩，利用CPAP施加的風壓，將沉下的舌根抬起來，進而擴張呼吸道，這樣就能期待熟睡。面罩若能完全服貼，情況就會明顯有所改善。

因此，被診斷有睡眠呼吸中止症，且適合使用睡眠呼吸儀的人，應該要立即開始接受治療。

99) "Eguchi K, et al. Short sleep duration as an independent predictor of cardiovascular events in Japanese patients with hypertension.Arch Intern Med. 2008; 168: 2225-2231."
100) "Kabutoya T, et al. The effect of pulse rate and blood pressure dipping status on the risk of stroke and cardiovascular disease in Japanese hypertensive patients. Am J Hypertens. 2010; 23: 749-755."
101) "Klingbeil AU, et al. A meta-analysis of the effects of treatment on left ventricular mass in essential hypertension. Am J Med. 2003;115: 41-46."
102) "Soliman EZ, et al.; SPRINT Research Study Group. Effect ofIntensive Blood Pressure Lowering on Left Ventricular Hypertrophy in Patients With Hypertension: SPRINT (Systolic Blood Pressure Intervention Trial). Circulation. 2017; 136: 440-450."
103) "Verdecchia P, et al. Prognostic signifi cance of serial changes in left ventricular mass in essential hypertension. Circulation. 1998;97: 48-54."
104) "Verdecchia P,et al. Blood pressure reduction and renin-angiotensin system inhibition for prevention of congestive heart failure: a meta-analysis. Eur Heart J 2009;30: 679_688."
105) "Stephen J Nicholls,et al. Statins, high-density lipoprotein cholesterol, and regression of coronary atherosclerosis. JAMA. 2007 Feb 7;297(5):499-508."
106) "Michael G Silverman,et al. Association Between Lowering LDL-C and Cardiovascular Risk Reduction Among Different Therapeutic Interventions: A Systematic Review and Meta-analysis. JAMA. 2016 Sep 27;316 (12) :1289-97."
107) "Nakamura H, et al.: Primary prevention of cardiovascular disease with pravastatin in Japan (MEGA Study): a prospective randomized controlled trial. Lancet 2006; 368:1155—1163."
108) "Fager G, et al.Cholesterol reduction and clinical benefit. Are there limits to our expectations? Arterioscler Thromb Vasc Biol 1997;17:3527-33."
109) "Baigent C, et al. Efficacy and safety of cholesterol-lowering treatment: prospective meta-analysis of data from 90,056 participants in 14 randomised trials of statins. Lancet 2005;366:1267-78."
110) "Roberts CG, et al.Efficacy and safety of statin monotherapy in older adults: a meta-analysis.J Gerontol A Biol Sci Med Sci 2007; 62:879—887."
111) "Akioyamen LE, et al. Estimating the prevalence of heterozygous familial hypercholesterolaemia: a systematic review and meta-analysis. BMJ Open 2017;7:e016461."
112) "Beheshti SO, et al. Worldwide prevalence of familial hypercholesterolemia: meta-analyses of 11 million subjects. J Am Coll Cardiol 2020;75:2553-66."
113) "Hutter CM, et al. Familial hypercho-lesterolemia, peripheral arterial disease, and stroke: a HuGE minireview. Am J Epidemiol 2004;160:430-5."
114) "Akioyamen LE, et al. Risk of ischemic stroke and peripheral arterial disease in heterozygous familial hypercholesterolemia: a meta-analysis. Angiology 2019; 70:726-36."
115) "Expert Panel on Integrated Guidelines for Cardiovascular Health and Risk Reduction in Children and Adolescents, National Heart, Lung, and Blood Institute. Expert panel on integrated guidelines for cardiovascular health and risk reduction in children and adolescents: summary report.Pediatrics 2011; 128 Suppl 5: S213-56"
116) "Authors/Task Force Members, ESC Committee for Prac- tice Guidelines (CPG) , ESC National Cardiac Societies. 2019 ESC/EAS guidelines for the management of dyslipi- daemias: lipid modification to reduce cardiovascular risk. Atherosclerosis 2019;290:140-205."
117) "Vuorio A, et al. Statins for children with familial hypercholesterolemia. Cochrane Data base Syst Rev 2019;2019."
118) "Friedman, M. & Rosenman, R. Association of specific overt behavior pattern with blood and cardiovascular findings. /. Am. Med. Assoc. (169)1286-1296, 1959."
119) "Johan D,et al. A general propensity to psychological distress affects cardiovascular outcomes: evidence from research on the type D (distressed) personality profile.Circ Cardiovasc Qual Outcomes. 2010 Sep;3(5):546-57."
120) "Y.Kasai,et al. Type D personality is associated with psychological distress and poor self-rated health among the elderly: a population-based study in Japan.PLoS One.2013 Oct 17;8(10):e77918. "
121) "L J Findley,et al.Automobile accidents involving patients with obstructive sleep apnea.Am Rev Respir Dis. 1988 Aug;138(2):337-40. "
122) "P E Peppard,et al.Prospective study of the association between sleep-disordered breathing and hypertension.N Engl J Med. 2000 May 11;342(19):1378-84. "

disease, and cancer: systematic review and dose-response meta-analysis of prospective cohort studies. BMJ 2014;349:g4490."
76) "Kwok CS, et al. Dietary components and risk of cardiovascular disease and all-cause mortality: a review of evidence from meta-analyses. Eur J Prev Car- diol 2019;26:1415-29."
77) "Koert VI, Brian Wansink. Plate Size and Color Suggestibility: The Delboeuf Illusion's Bias on Serving and Eating Behavior.Journal of Consumer Research 2012;39:215-228."
78) "Bleys J,et al. Vitamin-mineral supplementation and the progression of atherosclerosis: a meta-analysis of randomized controlled trials. Am J Clin Nutr 2006;84:880-7."
79) "Salonen RM,et al. Six-year effect of combined vitamin C and E supplementation on atherosclerotic progression: the Antioxidant Supplementation in Atherosclerosis Prevention（ASAP）Study. Circulation 2003;107:947-53."
80) "Khan SU,et al. Effects of nutritional supplements and dietary interventions on cardiovascular outcomes. an umbrella review and evidence map. Ann Intern Med 2019;171:190-8." 81) "Lonn E,et al. Effects of long-term vitaminE supplementation on cardiovascular events and cancer. A randomized controlled trial. JAMA 2005;293:1338-47."
82) "Lee DH,et al. Does supplemental vitamin C increase cardiovascular disease risk in women with diabetes? Am J Clin Nutr 2004;80:1194-200."
83) "Waters DD,et al. Effects of hormone replacement therapy and antioxidant vitamin supplements on coronary atherosclerosis in postmenopausal women. A randomized controlled trial. JAMA 2002;288:2432-40."
84) "Sch_rks M,et al. Effects of vitamin E on stroke subtypes: meta-analysis of randomised controlled trials. BMJ 2010;341:c5702."
85) "Sesso HD,et al. Vitamins E and C in the prevention of cardiovascular disease in men: the Physicians' Health Study II randomized controlled trial.JAMA 2008;300:2123-33."
86) "M.Tsuboi,et al.Mortality and mobility after hip fracture in Japan A TEN-YEAR FOLLOW-UP. The Journal of Bone & Joint Surgery British 2007.89.461-466."
87) "Ikeda N, et al. Adult mortality attributable to preventable risk factors for non-communicable diseases and injuries in Japan: a comparative risk assessment. PLoS Med. 2012; 9: e1001160."
88) "Law MR, et al. Use of blood pressure lowering drugs in the prevention of cardiovascular disease: meta-analysis of 147 randomised trials in the context of expectations from prospective epidemiological studies. BMJ. 2009; 338: b1665. "
89) "Thomopoulos C, et al. Effects of blood pressure lowering on outcome incidence in hypertension. 1. Overview, meta-analyses, and meta-regression analyses of randomized trials. J Hypertens.2014;32: 2285-2295. "
90) "Ettehad D, et al. Blood pressure lowering for prevention of cardiovascular disease and death: a systematic review and metaanalysis.Lancet. 2016; 387: 957-967."
91) "Ohkubo T,et al.How many times should blood pressure be measured at home for better prediction of stroke risk? Ten-year follow-up results from the Ohasama study. J Hyperte ns.2004;22:1099-1104."
92) "Imai Y, et al. The reason why home blood pressure measurements are preferred over clinic or ambulatory blood pressure in Japan. Hypertens Res. 2013; 36: 661-672."
93) "Levy D, et al. Prognostic implications of echocardiographically determined left ventricular mass in the Framingham Heart Study.N Engl J Med. 1990; 322: 1561-1566."
94) "Kario K, et al. Silent and clinically overt stroke in older Japanese subjects with white-coat and sustained hypertension. J Am Coll Cardiol. 2001; 38: 238-245."
95) "Matsui Y, et al. Subclinical arterial damage in untreated masked hypertensive subjects detected by home blood pressure measurement.Am J Hypertens. 2007; 20: 385-391."
96) "Whelton PK, et al. 2017 ACC/AHA/AAPA/ABC/ACPM/AGS/APhA/ASH/ASPC/NMA/PCNA Guideline for the Prevention,Detection, Evaluation, and Management of High Blood Pressure in Adults: A Report of the American College of Cardiology/American Heart Association Task Force on Clinical PracticeGuidelines. Hypertension. 2018; 71: e13-e115."
97) "Nishinaga M, et al. High morning home blood pressure is associated with a loss of functional independence in the communitydwelling elderly aged 75 years or older. Hypertens Res. 2005; 28:657-663."
98) "Kario K, et al. Nocturnal fall of blood pressure and silent cerebrovascular damage in elderly hypertensive patients. Advanced silent cerebrovascular damage in extreme dippers. Hypertension.1996; 27: 130-5."

systematic review and meta-analysis. Am J Clin Nutr 2013;98:146-59."
50) "Djoussé L,et al. Dietary cholesterol and coronary artery disease: a systematic review. Curr Atheroscler Rep 2009;11:418-22."
51) "Yamagishi K,et al. Dietary intake of saturated fatty acids and incident stroke and coronary heart disease in Japanese communities: the JPHC Study. Eur Heart J 2013;34:1225-32."
52) "Toshiharu N,et al. Association between ratio of serum eicosapentaenoic acid to arachidonic acid and risk of cardiovascular disease: the Hisayama Study. Atherosclerosis. 2013 Dec;231(2):261-7."
53) "Keys A,et al.Epidemiological studies related to coronary heart disease:characteristics of men aged40-59 in seven countries.Acta Med Scand 1966;460(Suppl):1-392"
54) "H O Bang, J Dyerberg,et al.The composition of the Eskimo food in north western Greenland.Am J Clin Nutr. 1980 Dec;33(12):2657-61."
55) "Yasusi S,et al.Effects of EPA on coronary artery disease in hypercholesterolemic patients with multiple risk factors: Sub-analysis of primary prevention cases from the Japan EPA Lipid Intervention Study (JELIS).Atherosclerosis Volume 200, Issue 1, September 2008, 135-140"
56) "Zhuang P, et al. Dietary fats in relation to total and cause-specific mortality in a prospective cohort of 521,120 individuals with 16 years of follow-up. Circ Res 2019;124:757-68."
57) "Saber H,et al. Omega-3 fatty acids and incident ischemic stroke and its atherothrombotic and cardioembolic subtypes in 3 US cohorts. Stroke 2017;48:2678-85."
58) "de Roos B,et al. A high intake of industrial or ruminant trans fatty acids does not affect the plasma proteome in healthy men. Proteomics 2011;11:3928- 34."
59) "Wang DD,et al. Association of specific dietary fats with total and cause-specific mortality. JAMA Intern Med 2016;176:1134-45."
60) "Nagasawa Y,et al. The impact of serum trans fatty acids concentration on plaque vulnerability in patients with coronary artery disease: assessment via optical coherence tomography. Atherosclerosis 2017;265:312-7."
61) "Honda T,et al. Serum elaidic acid concentration and risk of dementia. The Hisayama Study. Neurology 2019;93:1-12."
62) "Kobayashi S, et al. Both comprehensive and brief self administered diet history questionnaires satisfactorily rank nutrient intakes in Japanese adults. J Epidemiol 2012; 22: 151-9."
63) "Sasaki S, et al. Development of substituted fatty acid food composition table for the use in nutritional epidemiologic studies for Japanese populations: its methodological backgrounds and the evaluation.J Epidemiol.1999;9:190-207."
64) "Muraki I,et al. Rice consumption and risk of cardiovascular disease: results from a pooled analysis of 3 U.S. cohorts. Am J Clin Nutr 2015;101:164-72."
65) "Eshak ES, et al. Rice consumption is not associated with risk of cardiovascular disease morbidity or mortality in Japanese men and women: a large population-based, prospective cohort study. Am J Clin Nutr2014;100:199-207"
66) "Robert E Steinert,et al. Effects of carbohydrate sugars and artificial sweeteners on appetite and the secretion of gastrointestinal satiety peptides. Br J Nutr. 2011 May;105(9):1320-8."
67) "Charlotte Debras et al.Artificial Sweeteners and Risk of Type 2 Diabetes in the Prospective NutriNet-Santé Cohort, Diabetes Care. 2023 ;46(9):1681-1690."
68) "Liu L,et al. Fiber consumption and all-cause,cardiovascular, and cancer mortalities: a systematic review and meta-analysis of cohort studies. Mol Nutr Food Res 2015;59:139-46."
69) "Reynolds A,et al. Carbohydrate quality and human health: a series of systematic reviews and meta-analyses. Lancet 2019;393:434-45"
70) "Threapleton DE,et al. Dietary fibre intake and risk of cardiovascular disease: systematic review and meta-analysis. BMJ 2013;347:f6879."
71) "Threapleton DE,et al. Dietary fiber intake and risk of first stroke: a systematic review and meta-analysis. Stroke 2013;44:1360-8."
72) "Schwingshackl L,et al. Potatoes and risk of chronic disease: a systematic review and dose-response meta-analysis. Eur J Nutr 2019;58:2243-51."
73) "Li L,et al. Buckwheat and CVD risk markers: a systematic review and meta-analysis. Nutrients 2018;10:619."
74) "Yip CSC,et al. The associations of fruit and vegetable intakes with burden of diseases: a systematic review of meta-analyses. J Acad Nutr Diet 2019;119:464-81."
75) "Wang X, et al. Fruit and vegetable consumption and mortality from all causes, cardiovascular

22) "Everhart JE, et al: Fatty liver: think globally. Hepatology 51: 1491-1493, 2010."
23) "Saori Kakehi , Yoshifumi Tamura ,et al. Increased intramyocellular lipid/impaired insulin sensitivity is associated with altered lipid metabolic genes in muscle of high responders to a high-fat diet.Am J Physiol Endocrinol Metab. 2016 Jan 1;310 (1) :E32-40."
24) "Konishi M, et al: Association of pericardial fat accumulation rather than abdominal obesity with coronary atherosclerotic plaque formation in patients with suspected coronary artery disease. Atherosclerosis 2010; 209:573-578."
25) "Global, regional, and national burden of diabetes from 1990 to 2021, with projections of prevalence to 2050: a systematic analysis for the Global Burden of Disease Study 2021. Lancet 2023; 402: 203–234"
26) "Siddarth P,et al. Sedentary behavior associated with reduced medial temporal lobe thickness in middle-aged and older adults. PLoS One. 2018 Apr 12;13 (4) :e0195549."
27) "Bauman A,et al.The descriptive epidemiology of sitting. A 20-country comparison using the International Physical Activity Questionnaire (IPAQ). Am J Prev Med. 2011 Aug;41(2):228-35."
28) "Van der Ploeg, et al. Sitting Time and All-Cause Mortality Risk in 222,497 Australian Adults. Arch Intern Med. 2012;172 (6) :494-500."
29) "Francisco Javier Basterra-Gortari, et al. Television viewing, computer use, time driving and all-cause mortality: the SUN cohort.J Am Heart Assoc. 2014 Jun 25;3 (3) :e000864."
30) "Barbara Vizmanos, et al.Longer siestas linked to higher risk of obesity, metabolic syndrome, and high blood pressure. Obesity:2023;31:1227–1239."
31) "Androniki N,et al.Siesta in healthy adults and coronary mortality in the general population. Arch Intern Med. 2007 Feb 12;167 (3) :296-301"
32) "E.Saito,et al, Association of coffee intake with total and cause-specific mortality in a Japanese population: the Japan Public Health Center-based Prospective Study. Am J Clin Nutr. 2015 May;101 (5) :1029-37."
33) "A.Tverdal,et al.Coffee consumption and mortality from cardiovascular diseases and total mortality: Does the brewing method matter? Eur J Prev Cardiol. 2020 Dec;27(18):1986-1993."
34) 厚生労働省 e- ヘルスネット「禁煙の効果」
35) "Ren Y, et al.Chocolate consumption and risk of cardiovascular diseases: a meta-analysis of prospective studies.Heart 2019; 105: 49-55."
36) e-Stat 令和 3 年人口動態調査（厚生労働省 人口動態統計）
37) "M J Parsons,et al. Social jetlag, obesity and metabolic disorder: investigation in a cohort study. Int J Obes (Lond). 2015 May;39 (5) :842-8."
38) "Kenta Y,et al.Poor trunk flexibility is associated with arterial stiffening.Am J Physiol Heart Circ Physiol. 2009 Oct;297(4):H1314-8."
39) "Jonathan Myers, et al. Exercise Capacity and Mortality among Men Referred for Exercise Testing. N Engl J Med 2002; 346:793-801."
40) "Romualdo B,et al. Randomized, controlled trial of long term moderate exercise training in chronic heart failure. Circulation 1999 ; 99 : 1173-118"
41) "Gareth Hagger-Johnson,et al.Sitting Time, Fidgeting, and All-Cause Mortality in the UK Women's Cohort Study. Am J Prev Med 2016;50:154 60."
42) 厚生労働省「健康づくりのための身体活動基準」
43) "R Belardinelli, et al.Randomized, controlled trial of long-term moderate exercise training in chronic heart failure: effects on functional capacity, quality of life, and clinical outcome. Circulation. 1999 Mar 9;99(9):1173-82. "
44) "Alexander Mok,et al.Physical activity trajectories and mortality: population based cohort study. : BMJ 2019;365:l2323"
45) "Sacks FM, et al.; DASH-Sodium Collaborative Research Group.Effects on blood pressure of reduced dietary sodium and the Dietary Approaches to Stop Hypertension (DASH) diet. N Engl J Med. 2001; 344: 3-10."
46) 厚生労働省「日本人の食摂取基準（2020 年版）」
47) "WHO. Guideline: Potassium intake for adults and children. Geneva, World Health Organization（WHO）, 2012"
48) "Zhong VW,et al. Associations of dietary cholesterol or egg consumption with incident cardiovascular disease and mortality.JAMA 2019;321:1081-95."
49) "Shin JY, et al. Egg consumption in relation to risk of cardiovascular disease and diabetes: a

參考文獻 References

01) "Levy D, et al. Prognostic implications of echocardiographically determined left ventricular mass in the Framingham Heart Study.N Engl J Med. 1990; 322: 1561-1566."

02) "Tozawa M,et al. Blood pressure predicts risk of developing endstage renal disease in men and women. Hypertension. 2003; 41:1341-1345."

03) "Murakami Y, et al.; Evidence for Cardiovascular Prevention From Observational Cohorts in Japan Research Group (EPOCHJAPAN).Relation of blood pressure and all-cause mortality in 180,000 Japanese participants: pooled analysis of 13 cohort studies.Hypertension. 2008; 51: 1483-1491. "

04) "Ikeda N, et al. Adult mortality attributable to preventable risk factors for non-ommunicable diseases and injuries in Japan: a comparative risk assessment. PLoS Med. 2012; 9: e1001160. "

05) "Dena Ettehad,et al.Blood pressure lowering for prevention of cardiovascular disease and death: a systematic review and meta-analysis. Lancet 2016; 387: 957–67"

06) "Okamura T, et al. Low-density lipoprotein cholesterol and non-high-density lipoprotein cholesterol and the incidence of cardiovascular disease in an urban Japanese cohort study: the Suita study. Atherosclerosis 2009;203:587-92."

07) "Saito I, Yamagishi K, Kokubo Y, et al. Non-high-density lipoprotein cholesterol and risk of stroke subtypes and coronary heart disease: the Japan Public Health Center- Based Prospective (JPHC) Study. J Atheroscler Thromb2020;27:363-74."

08) "Kitamura A, Noda H, Nakamura M, et al. Association between non-high-density lipoprotein cholesterol levels and the incidence of coronary heart disease among Japanese: the Circulatory Risk in Communities Study (CIRCS) . J Atheroscler Thromb 2011;18:454-63."

09) "Imamura T, Doi Y, Ninomiya T, et al. Non-high-density lipoprotein cholesterol and the development of coronary heart disease and stroke subtypes in a general Japanese population: the Hisayama Study. Atherosclerosis2014;233:343-8."

10) Pravastatin use and risk of coronary events and cerebral infarction in japanese men with moderate hypercholesterolemia: the Kyushu Lipid Intervention Study. J Atheroscler Thromb 2000;7:110-21.

11) "Nakamura H, et al. Primary prevention of cardiovascular disease with pravastatin in Japan (MEGA Study) : a prospective randomised controlled trial.Lancet 2006;368:1155-63."

12) "Ito H, et al. A comparison of low versus standard dose pravastatin therapy for the prevention of cardiovascular events in the elderly: the pravastatin anti- atherosclerosis trial in the elderly (PATE) . J AtheroscIerThromb 2001;8:33-44."

13) "Sugiyama D, et al. Hypercholesterolemia and lifetime risk of coronary heart disease in the general Japanese population: results from the Suita Cohort Study. J Atheroscler Thromb 2020;27:60-70."

14) "Honda T, et al. Development and validation of a risk prediction model for atherosclerotic cardiovascular disease in Japanese adults: the Hisayama Study. J Atheroscler Thromb 2022;29:345-61."

15) "Yatsuya H,et al. Development of a point-based prediction model for the incidence of total stroke: Japan public health center study. Stroke 2013;44:1295-302."

16) "Wang N, et al. Intensive LDL cholesterol-lowering treatment beyond current recommendations for the prevention of major vascular events: a systematic review and meta-analysis of randomised trials including 327037 participants. Lancet Diabetes Endocrinol 2020;8:36-49."

17) "Baigent C, et al. Efficacy and safety of more intensive lowering of LDL cholesterol: a meta-analysis of data from 170,000 participants in 26 randomised trials. Lancet 2010;376:1670-81."

18) "Hirata T, et al. A pooled analysis of the association of isolated low levels of high-density lipoprotein cholesterol with cardiovascular mortality in Japan. Eur J Epidemiol 2017;32:547-57."

19) "Watanabe J,et al. Isolated low levels of high-density lipoprotein cholesterol and stroke incidence: JMS Cohort Study. J Clin Lab Anal 2020;34:e23087."

20) "Hirata A, et al. Association of extremely high levels of high-density lipoprotein cholesterol with cardiovascular mortality in a pooled analysis of 9 cohort studies including 43,407 individuals: the EPOCH-JAPAN study. J Clin Lipidol 2018;12:674-84.e5."

21) "Fabian J Brunner,et al. Application of non-HDL cholesterol for population-based cardiovascular risk stratification: results from the Multinational Cardiovascular Risk Consortium. Lancet 2019; 394: 2173 -83"

不生病的心臟

作　　者　大島一太 Kazutaka Oshima
譯　　者　何姵儀 Peiyi Ho

責任編輯　許世璇 Kylie Hsu
責任行銷　鄧雅云 Elsa Deng
封面裝幀　Dinner Illustration
版面構成　黃靖芳 Jing Huang
校　　對　楊玲宜 ErinYang

發 行 人　林隆奮 Frank Lin
社　　長　蘇國林 Green Su

總 編 輯　葉怡慧 Carol Yeh
日文主編　許世璇 Kylie Hsu
行銷經理　朱韻淑 Vina Ju
業務處長　吳宗庭 Tim Wu
業務專員　鍾依娟 Irina Chung
業務秘書　陳曉琪 Angel Chen
　　　　　莊皓雯 Gia Chuang

發行公司　悅知文化　精誠資訊股份有限公司
地　　址　105台北市松山區復興北路99號12樓
專　　線　(02) 2719-8811
傳　　真　(02) 2719-7980
網　　址　http : //www.delightpress.com.tw
客服信箱　cs@delightpress.com.tw
I S B N　978-626-7537-66-4
建議售價　新台幣399元
首版一刷　2025年3月

國家圖書館出版品預行編目資料

不生病的心臟／大島一太著；何姵儀譯. -- 首版. -- 臺北市：悅知文化精誠資訊股份有限公司，2025.03
272面；14.8×21公分
ISBN 978-626-7537-66-4（平裝）

1.CST: 心臟病 2.CST: 心血管疾病 3.CST: 預防醫學 4.CST: 健康飲食

415.31　　114000029

建議分類｜預防醫學・心血管疾病・心臟病・健康飲食